总顾问　戴琼海

总主编　陈俊龙

U0263199

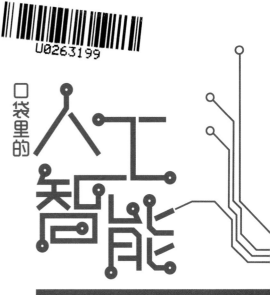

口袋里的 人工智能

AI与医疗健康

史颖欢　李姝萌 ◎ 主编

SPM
南方传媒

广东科技出版社
全国优秀出版社

· 广 州 ·

图书在版编目（CIP）数据

AI与医疗健康 / 史颖欢，李姝萌主编. —广州：广东科技出版社，2023.12
（口袋里的人工智能）
ISBN 978-7-5359-8169-1

Ⅰ.①A… Ⅱ.①史… ②李… Ⅲ.①人工智能—应用—医疗卫生服务 Ⅳ.①R197.324

中国国家版本馆CIP数据核字（2023）第184094号

AI与医疗健康
AI yu Yiliao Jiankang

出 版 人：严奉强
选题策划：严奉强 谢志远 刘 耕
项目统筹：刘晋君
责任编辑：刘锦业
封面设计： 飛鳥魚設計 FLYING BIRD & FISH DESIGN
插 图：徐晓琪
责任校对：李云柯 杨 乐
责任印制：彭海波
出版发行：广东科技出版社
　　　　　（广州市环市东路水荫路11号 邮政编码：510075）
销售热线：020-37607413
https://www.gdstp.com.cn
E-mail：gdkjbw@nfcb.com.cn
经 销：广东新华发行集团股份有限公司
排 版：创溢文化
印 刷：广州市岭美文化科技有限公司
　　　　　（广州市荔湾区花地大道南海南工商贸易区A幢 邮编：510385）
规 格：889 mm×1 194 mm 1/32 印张5.25 字数105千
版 次：2023年12月第1版
　　　　　2023年12月第1次印刷
定 价：36.80元

———○ 本丛书承 ○———

广州市科学技术局
广州市科技进步基金会

联合资助

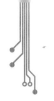

序　言

　　技术日新月异，人类生活方式正在快速转变，这一切给人类历史带来了一系列不可思议的奇点。我们曾经熟悉的一切，都开始变得陌生。

——［美］约翰·冯·诺依曼

　　"科技辉煌，若出其中。智能灿烂，若出其里。"无论是与世界顶尖围棋高手对弈的AlphaGo，还是发展得如火如荼的无人驾驶汽车，甚至是融入日常生活的智能家居，这些都标志着智能化时代的到来。在大数据、云计算、边缘计算及移动互联网等技术的加持下，人工智能技术凭借其广泛的应用场景，不断改变着人们的工作和生活方式。人工智能不仅是引领未来发展的战略性技术，更是推动新一轮科技发展和产业变革的动力。

　　人工智能具有溢出带动性很强的"头雁效应"，赋能百业发展，在世界科技领域具有重要的战略性地位。《中华人民共和国国民经济和社会发展第十四个五年规划和2035年远景目标纲要》提出，要推动人工智能同各产业深度融合。得益于在移动互联网、大数据、云计算等领域的技术积累，我国人工智能领域的发展已经走过技术理论积累和工具平台构建的发力储备期，目前已然进入产业赋能阶段，在机器视觉及自然语言处理领域达到世界先进水平，在智能驾驶及生物化学交叉领域产生了良好的效益。为落实《新一代人工智能发展规划》，2022年7月，科技部等六部门联合印发了《关于加快场景创新以人工智能高水平应用促进经济高质量发展的指导意见》，提出围绕高端高效智能经济培育、安全便捷智能社会建设、高水平科研活动、国家重大活动和重大工程打造重大场景，场景创新将进一步推动人工智能赋能百业的提质增效，也将给人民生活带来更为深入、便捷的场景变换体验。面对人工智能的快速发展，做好人工智能的科普工作是每一位人工智能从业者的责任。契合国家对新时代科普工作的新要求，大力构建社会化科普发展格局，为大众普及人工智能知识势在必行。

在此背景之下，广东科技出版社牵头组织了"口袋里的人工智能"系列丛书的编撰出版工作，邀请华南理工大学计算机科学与工程学院院长、欧洲科学院院士、欧洲科学与艺术院院士陈俊龙教授担任总主编，以打造"让更多人认识人工智能的科普丛书"为目标，聚焦人工智能场景应用的诸多领域，不仅涵盖了机器视觉、自然语言处理、计算机博弈等内容，还关注了当下与人工智能结合紧密的智能驾驶、化学与生物、智慧城轨、医疗健康等领域的热点内容。丛书包含《千方百智》《智能驾驶》《机器视觉》《AI化学与生物》《自然语言处理》《AI与医疗健康》《智慧城轨》《计算机博弈》《AIGC 妙笔生花》9个分册，从科普的角度，通俗、简洁、全面地介绍人工智能的关键内容，准确把握行业痛点及发展趋势，分析行业融合人工智能的优势与挑战，不仅为大众了解人工智能知识提供便捷，也为相关行业的从业人员提供参考。同时，丛书

AI 与医疗健康

可以提升当代青少年对科技的兴趣，引领更多青少年将来投身科研领域，勇敢面对充满未知与挑战的未来，拥抱变革、大胆创新，这些都体现了编写团队和广东科技出版社的社会责任、使命和担当。

这套丛书不仅展现了人工智能对社会发展和人民生活的正面作用，也对人工智能带来的伦理问题做出了探讨。技术的发展进步终究要以人为本，不应缺少面向人工智能社会应用的伦理考量，要设置必需的"安全阀"，以确保技术和应用的健康发展，智能社会的和谐幸福。

科技千帆过，智能万木春。人工智能的大幕已经徐徐展开，新的科技时代已经来临。正如前文约翰·冯·诺依曼的那句话，未来将不断地变化，让我们一起努力创造新的未来，一起期待新的明天。

戴琼海

（中国工程院院士）

2023年3月

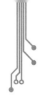

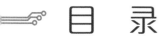

目　录

第二章　分门别类：不同类型的医疗数据　041

第一章

溯本求源：智能医疗发展史

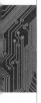

一、什么是AI

大家耳熟能详的AI（artificial intelligence）即"人工智能"的意思，从字面意思上的"人工"和"智能"两块出发，可以把它理解成用人工的方法，在一定程度上去实现"人脑的智能"，如图1-1。那么，人脑的智能又是什么意思呢？人类大脑产生的自我意识、思维模式、对规则的服从与挑战、对未来的预测与想象、对语言的理解与表达，都是智能的一部分，这是一个长久以来值得我们探索的领域。

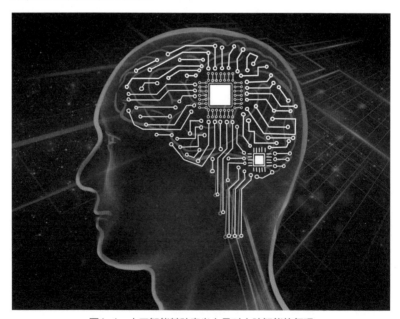

图1-1　人工智能某种意义上是对人脑智能的复现

因此，研究人工智能某种意义上也是在探究我们人类的智能。然而，人类对于自身的认知是十分有限的，因此还需要借助数学与机器的帮助来不断接近智能的本真面目。在这种需求的驱动下，人工智能在计算机领域得到了持续不断的发展。需要指出的是，目前我们可以实现与应用的人工智能技术，大多建立在优美且可靠的数学公式与计算机模型之上。随着人工智能技术的不断迭代更新及计算机性能的不断提升，人工智能在持续地进化发展，不断近似人类智能，甚至在某些特定任务上具备了"超越"人类的能力。

今天的人工智能在社会各方面都有着广泛的应用，比如谷歌公司（Google）在2012年通过人工智能技术搭建的知识图谱，如图1-2，便是基于人工智能技术的知识表示和管理方法，可以帮助使用者更快地寻找到资料，并提高谷歌的搜索质量。此外，人工智能还被广泛应用在天气预测、自动驾驶、人脸识别（如图1-3）、智能医疗等领域。

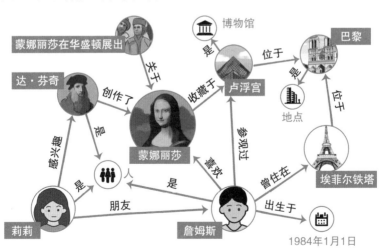

图1-2　2012年谷歌的知识图谱

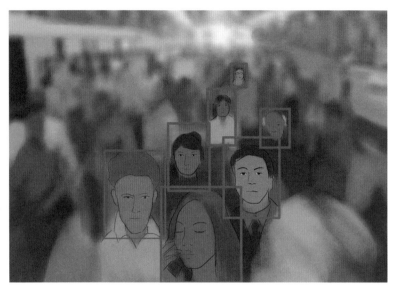

图1-3　AI与人群人脸识别技术

　　而且随着人工智能的发展，人类与人工智能的博弈也逐渐成为人们的关注点。1997年，美国国际商业机器公司（International Business Machines Corporation，IBM）制造的"深蓝"超级计算机以2胜1负3平战胜了国际象棋世界冠军卡斯帕罗夫，如图1-4。虽然当时的深蓝只是凭借暴力计算的方法险胜，但在不久之后，人类便在更为复杂的博弈游戏中逐渐落于下风。在2016年和2017年，谷歌的人工智能AlphaGo先后战胜了围棋冠军李世石和柯洁。在电子竞技领域，2019年谷歌旗下的深度思考（DeepMind）企业研发的人工智能阿尔法星际（AlphaStar）以5∶0的成绩，战胜了被誉为"最复杂的实时战略游戏"星际争霸2（Star Craft 2）的世界冠军Mana，如图1-5。由这些例子可见，人工智能在某些领域已经"拥有"不亚于人类的"智能"。

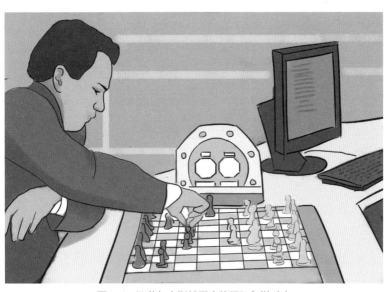

图1-4　深蓝与卡斯帕罗夫的国际象棋对决

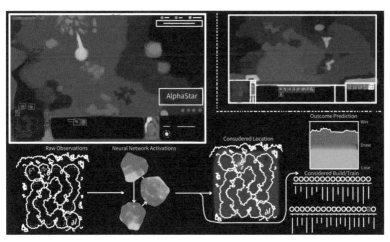

图1-5　人工智能AlphaStar眼中的Star Craft 2世界

　　随着起初只能按照人们规定的指令逐步执行操作的第一个人工智能，到如今可以模拟人类感官、服务社会生活、在博弈上战

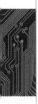

胜人类的各类人工智能，再到最近流行的可以理解人类语言逻辑并完成语言任务的聊天生成预训练转换模型（chat generative pre-trained transformer，ChatGPT），人工智能开始逐步走入大众的视野，服务人类社会，为人类现代文明注入了源源不断的活力与生机，展开了一幅充满无限可能的未来画卷。

二、AI的发展历程

20世纪50年代是一个充满天马行空的想象的年代，1950年，被誉为"计算机科学之父"的图灵发表了一篇题为《机器能思考吗？》的著名论文，人工智能从此开始走入大众的视野，如图1-6。1956年达特茅斯学院人工智能夏季研讨会出现了"AI"这一术语，从此，人工智能这一划时代的学科正式诞生了。

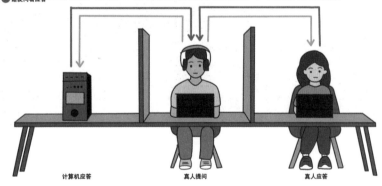

图1-6　1950年，图灵提出的"图灵测试"，用来判断机器是否具有人无法区分的智能

人工智能的第一次浪潮始于20世纪50年代到60年代初。当时，人们认为只要可以赋予机器逻辑推理的能力，机器就能获得智能。于是，"连接主义"和"符号主义"这两种思想应运而生。前者认为人类的思维和认知是基于神经元之间错综复杂的相互作用和联系，于是尝试构建人工神经网络来模拟神经元的连接。后者则认为，人类之所以能进行抽象思考、理解和表达，是因为我们掌握了符号和符号系统的运作规律，于是尝试将人类的符号系统和推理规律融入机器之中。

第一次浪潮中人工智能的突破性发展让人们对人工智能充满了兴奋，但也产生了过高的期望。在20世纪60年代到70年代中，人工智能研究领域出现了瓶颈，很多项目达不到预期效果，人们的过高期望遭到了沉重打击，许多相关项目被迫中止，人工智能的研究陷入低谷。包括专门研究人工神经网络的"连接主义"学派在内的众多学派都受到了沉重的打击，在之后很长的一段时间里陷入停滞不前的状态。

在20世纪70年代初到80年代，人工智能的研究者们暂时放下了过高的幻想，开始将研究领域从理论拓展到实际应用。其中，通过模拟人类专家知识和经验的"专家系统"在医疗、金融、军事、环保、交通等众多领域的成功应用，如图1-7，不但提高了工作效率，减少了人工错误，节省了人力资源和时间成本，还推动了人工智能发展的第二次浪潮。

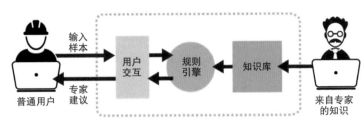

在这一时期，机器学习作为人工智能的一个方面，开始独立发展成为一门学科，利用统计学、信息论等知识，使计算机能够自动学习和改进性能，在大量的研究与实践中探索许多新方法。由于此时的人们开始尝试让机器"从样例中学习"，因此这一时期也被称作"学习期"。

20世纪90年代至2010年，人工智能的发展开始进入平稳的阶段，机器学习逐渐成为人工智能的主流，而且在20世纪五六十年代昙花一现的"连接主义"也随着计算机设备和计算理论的开发而得到复苏，成为大家如今耳熟能详的神经网络，如图1-8。

这一时期，网络、数据库等技术的迅速发展催化了人工智能技术的创新，人工智能进入了大数据时代。随着计算机技术和数据量的不断增强，1998年，反向传播算法被用来训练一种名为LeNet-5的神经网络，用于手写数字的识别，并取得了非常优秀的结果。这个成果标志着反向传播算法开始被应用于深度神经网络，成为现代深度学习发展的一个重要里程碑。随着深度学习的兴起，机器学习开始进入一个全新的阶段，计算机在模拟人类智能和处理各种智能任务中取得了空前惊艳的效果。

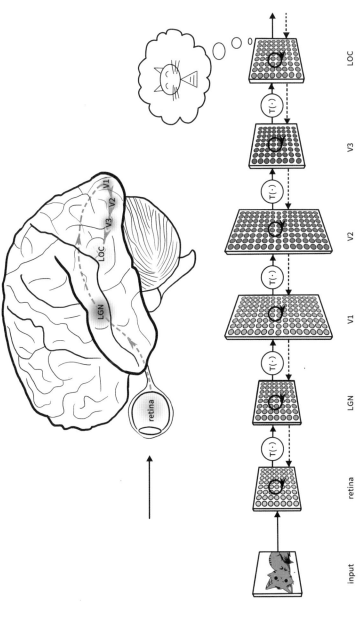

图1-8 基于神经网络构建的人类视觉模拟模型

注：input为输入；retina为视网膜；LGN为外侧膝状体；LOC为外侧枕叶复合体。

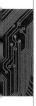

从2011年至今，随着大数据、云计算、互联网、物联网等信息技术以及图形处理器（graphics processing unit，GPU）的发展，人工智能的表现效果十分出色，各领域对人工智能的需求也更为广泛，人工智能进入蓬勃发展的阶段，在计算机视觉、无人驾驶、人机对弈等领域迎来了重大的技术突破。

随着GPU和其他硬件的发展，计算机的算力不断增强，使得之前很多受限于计算机算力的人工智能方法得到了飞跃式的发展。例如使用神经网络的深度学习方法开始成为人工智能的主流，这类学习方法的特点就是在模型中有众多的参数，就像人类的大脑里有数量庞大的神经元。人类的大脑大约有1 000亿个神经元，深度学习的参数如今在不断向这个数值靠拢甚至有望超越这个数值，许多超级大模型应运而生。大语言模型（large language model，LLM）便是超级大模型的一种，2018年，Google提出的大语言模型BERT（bidirectional encoder representations from transformers）的出现惊艳了众人，在自然语言处理的众多任务上展现出巨大的优势。而随着数据量和模型参数的成倍增长，大语言模型的性能出现了"涌现"的现象（即模型参数的量变产生了质变，模型的行为或性能出现了一种新的、出乎意料的，甚至是更加高效的形式），模型的能力出色得令人瞠目结舌。2022年，由美国开放人工智能研究中心（OpenAI）发布的GPT-3是当前世界上最大的语言模型之一，它使用维基百科、新闻、小说、网页等各种类型的文本（包含数万亿个单词的文本）进行训练，训练样本之大远远超过了之前的语言模型。此外，GPT-3的模型参数量达到了1 750亿，和人脑神经元数量达到同一数量级。GPT-3可以用已有的知识和语言模型来完成复杂和多样化的自然语言任务，如语言生成、文本分类、问答系统、机器翻译、语义理解等，并且可以生成更长、更复杂的文本，具有更好的流畅度和连贯性。可以毫不夸张地说，GPT-3已经学会了人类的语言逻辑以及大量互联网中的人类知识。ChatGPT作为OpenAI开发和维护的一款GPT-3的应用，看似是一个聊天机器人，但是已经成为很多人生活中不可或缺的生产力工具，对很多行业的工作模式产生了深远的影响。不仅仅是自然语言领域，在计算机视觉领域中，Meta最近发布的SAM（segment anything model）模型作为计算机视觉领域中的超大模型，经过海量图片数据的训练已经能够精准识别并分割出图片中的物体。这种强大的像素级图像理解与视觉内容语义理解能力，让人们惊叹计算机视觉领域迎来了"GPT-3时刻之一"，如图1-9。不论是SAM还是ChatGPT，抑或是其他超大模型，都因为超大的参数和训练样本，在各自领域的各种下游任务中表现出强大且惊艳的通用能力。他们的涌现，标志着基于大模型的通用模型的时代正在来临。

在这短短的半个多世纪里，人工智能从想象化作现实，成为时代的关键词，在各行各业都备受青睐，为社会创造了巨大的智能红利。特别是像GPT-3这样的大语言模型的出现，让人工智能成为下一次工业革命的有力推手。在将来，随着数据与算力的持续发展，人工智能还会继续发展下去，带给我们更多的震撼与便利。或许，著名科幻小说作家阿西莫夫曾幻想过的那个欣欣向荣的人工智能时代，正在不远处向着我们招手。

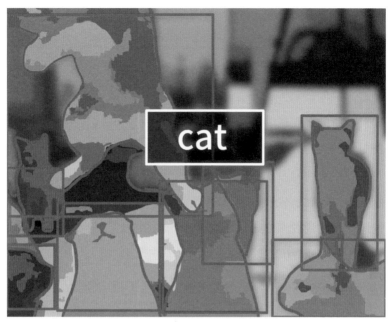

图1-9　SAM根据关键词"cat"分割出图片中的猫咪

三、智慧医疗

　　疾病，是每个人不可避免的问题，医疗一直是社会最重要的刚需之一，也是最关键的民生领域之一，社会医疗服务的质量深刻地影响着百姓的幸福指数。目前医疗系统仍然存在一些有待完善的问题，主要包括：城乡发展不均衡导致的医疗资源不均衡，以及过低的医生与人口的比例。根据世界卫生组织及各个国家和地区的数据报告，中国的医生人口比例为每万人口19.8名医生，与之相比，古巴为每万人口84.2名医生，瑞士和德国分别为43名

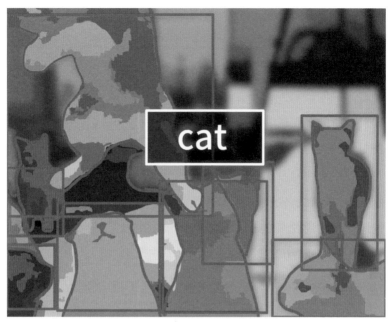

和42.5名医生，美国为26.1名医生。中国医护人员不足及由此带来的压力可见一斑。

人工智能的兴起为社会医疗体系的进一步发展注入了全新的动力。例如，人工智能技术可以为医生提供较准确的诊断和治疗建议，帮助医生提高工作效率和诊疗质量，同时也能够为患者提供更便捷、高效和个性化的医疗服务。现阶段的智慧医疗将人工智能技术应用到医疗服务当中，利用它们进行长期监测或分析药物效果、辅助医生进行疾病诊断等，在一定程度上也提高了医院的运行效率。我们不妨深入了解人工智能在智慧医疗领域的发展与应用，以小见大，感受一下人工智能是如何一步步地走进我们的生活、改变世界的吧。

首先，我们先要来了解什么是智慧医疗，了解它的前身和演化，如图1–10。智慧医疗的前身是"信息化医疗"。在20世纪七八十年代，信息化医疗这个名词就已经渐渐出现在国内大大小小的医院中了，这时的智慧医疗被理解为，使用信息技术（information technology，IT）和数据库技术高效快捷地进行医院资源管理，比如药物管理，这时的信息化医疗是面向医院的，也被称为1.0时代。进入21世纪后，随着计算机和互联网的普及，信息化医疗进入了2.0时代，越来越多的医院开始使用更加信息化、便捷化的电子系统，比如大家在就医时常常遇见的"电子病历"和"自助服务机"。这一阶段的医疗信息化变革是面向患者的，方便了患者的就医和个性化数据的记录。2010年后，智能手机和移动互联网技术的兴起，带动了各类就医App的发展，越来越多的医院引入App来实现网上自助挂号、查看病历等功

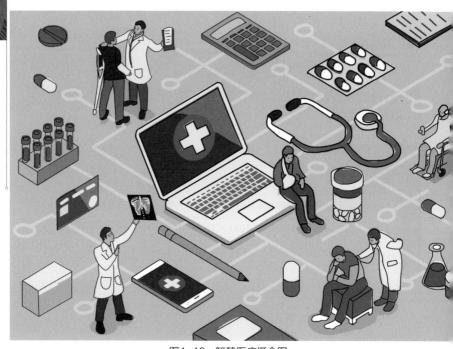

图1-10　智慧医疗概念图

能，避免了线下就医中很多不必要的麻烦，这一次医疗信息化浪潮被称为3.0时代。这一时期，在各大互联网巨头的推动下，国内出现了很多互联网医院，如图1-11。互联网医院是指通过互联网技术提供医疗服务的一种新型医疗机构，依托互联网平台提供远程医疗服务，包括在线挂号、在线咨询、在线诊断、在线开药等服务。互联网医院的优点在于便捷、高效、实惠，可以为患者带来更便捷、更灵活的医疗服务体验。同时，互联网医院也可以在一定程度上缓解医疗资源紧张的问题，为偏远地区和慢性病患者提供更为便捷的医疗服务。

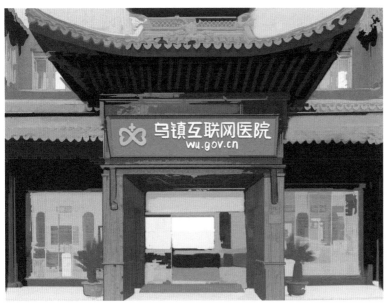

图1-11 全国第一家互联网医院——乌镇互联网医院

直到这里，我们的主角——AI，还没登场，它带来的变革，不仅仅意味着4.0时代的到来，更意味着"信息化医疗"将会走向"智慧医疗"，将一些原本闲置的医疗数据变废为宝，借助人工智能的力量，创造出更大的价值与社会福利。

（一）AI辅助临床诊疗

2015年之后，云计算、大数据、人工智能、5G网络等新一代信息技术和网络技术在全球迎来了发展的热潮，在国家政策和相关技术的推动下，智慧医疗应运而生，出现了"医疗影像AI辅助诊断、医疗机器人与AI辅助临床医疗决策体系"等一系列大放异彩的应用。我们从一些实例来看看人工智能是如何支持临床诊

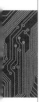

断和临床决策的：

（1）谷歌公司的DeepMind与英国国家医疗服务体系（National Health Service，NHS）的医院联合研发的一款AI眼部诊断工具，通过对眼部光学相干断层扫描（optical coherence tomography，OCT）图像的扫描，可识别出50多种威胁到视力的眼科疾病，高达94%的准确率不亚于人类专家的表现。

（2）Enlitic公司使用人工智能中的深度学习方法，从数十亿的临床案例中提炼出可操作的建议，帮助医生利用医学界的集体智慧作决策。并且，他们开发的恶性肿瘤检测系统在一项临床试验中的准确度比专业的放射科医师高出了50%，这就是大数据与人工智能带来的巨大优势。

（3）阿里巴巴公司的阿里健康研发的医疗AI"Doctor You"（你就是医生），基于阿里云和AI的强大拓展能力，该系统搭建了一个可以提供沉浸式医师仿真教学培训系统，可以从脱敏病例中自动构建虚拟病人等服务的临床医师能力训练平台。

（4）百度发布的医疗大脑可以通过海量医疗数据、专业文献的采集与分析，借助人工智能模型，模拟医生问诊流程，与用户多轮交流，依据用户的症状，提出可能出现的问题，反复验证，给出最终建议。在过程中可以收集、汇总、分类、整理病人的症状描述，提醒医生更多可能性，辅助基层医生完成问诊。

人工智能技术可以通过分析医疗图像和医疗数据来提高医生的诊断效率和准确性。例如，通过深度学习技术，智能诊断系统可以帮助医生快速地、准确地诊断出疾病。人工智能技术可以为医生提供智能辅助决策服务，帮助他们合理地制订对应治疗方案。例如，智能辅助决策系统可以帮助医生结合病人的病史制订个性化的治疗方案等。

诸如此类的应用如今已是数不胜数，不过目前这些只是人工智能潜力的冰山一角，人工智能在临床医学领域还有很多可以深度发掘的空间，比如使用AI对病人进行习惯监督、疾病预警，构建虚拟医生、虚拟护士等。或许在不远的将来，人工智能可以通过海量的病历数据，观察到癌症的遗传趋势，或者在癌症病发之前就预测到癌症。这在从前是完全不可想象的，但是随着人工智能在医疗领域的发展，这些在未来都很可能会成为现实。

（二）AI加速医药研发

除了对临床判断和决策的支持，人工智能也在药物研发领域发挥着巨大的作用。一般来说，药物的研发周期往往要长达数年甚至数十年，中间环节多、研发周期长、研发成功率低是医药发展的重要障碍。这时，AI可发挥巨大作用，由于医药的研发过程产生的大量数据，使得AI不仅能够挖掘出不易被发现的隐性关系，构建药物、疾病和基因之间的深层次关系，同时可以对候选化合物进行虚拟筛选，更快地筛选出具有较高活性的化合物，为后期临床试验做准备。Tech Emergence之前的一份研究报告表明：人工智能可以将新药研发的成功率从12%提高到14%，可以为生物制药行业节省数十亿美元。此外，通过AI计算、预测，能够帮助药企优先选择容易成功的药物化合物、晶型候选和研发路线，从而减小试错范围和减少研发时间，大幅缩短研发周期。这样，从根源上减少药物研发的代价，降低药物的价格，最终减少

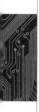

病人们的花费。

人工智能不仅从传统的生物医疗中学习知识，它还将其优于人类直觉的计算推理能力反哺于生物医疗。2021年发表于《细胞系统》（Cell Systems）的一项研究显示了深度学习模型在预测侵袭性黑色素瘤细胞的转移能力的潜能[1]。医生通常使用活检、血液检查或X线、计算机断层扫描术（computer tomography，CT）和正电子发射体层成像（positron emission tomography，PET）扫描来确定黑色素瘤的阶段，以及它是否已经扩散到身体的其他部位，即所谓的转移。细胞行为的变化可提示黑色素瘤扩散的可能性，但这些变化太微妙，专家无法观察。该研究团队提出了一种算法，结合了无监督的深度学习和有监督的传统机器学习及生成图像模型，将特定的细胞行为可视化，用于预测转移潜力。基于这些特征，该团队随后反向设计了一个深度卷积神经网络，该网络能够整理出侵袭性黑色素瘤细胞的物理特征，并预测这些细胞是否具有高转移潜力。人工智能事实上成了生物医学科研人员的全新工具。

（三）AI助力医疗资源分配

智慧医疗与中国目前大力建设的分级诊疗制度高度契合。中国的分级诊疗是指通过将医疗机构按照不同层级划分，实现医疗资源的合理配置，提高基层医疗服务能力的一种医疗服务模式。国家出台了一系列关于分级诊疗的政策文件，包括《关于推进分级诊疗制度建设的实施意见》等，明确了分级诊疗的重要性和发展方向。国家加大了对基层医疗机构的投入和支持，提高了基层医疗服务的能力和水平，例如加强基层医生培训、提升基层医疗设备和药品供应等。分级转诊制度鼓励患者在基层就诊，确诊后再进行转诊，一方面减轻了大医院的就诊压力，另一方面提高了医疗资源的利用效率。基于人工智能的智能分级转诊服务，可以利用机器学习的分类技术、计算机视觉技术、自然语言处理技术等能力仅从待分诊的患者的口头描述、照片影像快速地分类疾病并进行导诊。人工智能通过对医疗影像和医学数据及患者的既往病史进行分析和挖掘，可以对患者的病情进行预测和对风险的评估，为患者提供更准确的医疗建议。

人工智能有利于减轻医护人员的工作压力。大量的、重复的、典型的病例是大多数医师日常的主要工作任务。根据《中国医师执业状况白皮书》，三级医院的医师每周平均工作51.05 h，二级医院的医师每周平均工作51.13 h，他们的工作时长明显高于一级医院的医师（事实上，这更突出了智慧医疗-分级诊疗的重要性）的48.24 h。2014年的统计数据显示，医师每周平均工作时间超过40 h。医师加班的原因与医疗机构的就诊量逐年增加有关，医师长期加班可能会带来一系列的负面影响。智慧医疗若得到广泛的应用，可在可控的范围内辅助医师的诊断，从而加快医师的诊疗过程、减轻医师的工作压力。人工智能可以结合对未来病人数量的预测更合理地安排医师的工作时间，尽可能地降低医师的工作压力并缩短医师的工作时长。

医疗相关机构可以利用人工智能的数据分析来优化医疗资源的分配和管理，从而提高医疗服务的效率并降低成本。人工智能可以利用大量的医疗相关数据，预测社会上疾病的可能发展程

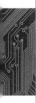

度，从而指导医疗机构应对即将到来的就医需求。2019年新型冠状病毒（COVID-19）传播期间，许多科研工作者针对其开发了疾病的传播、发病高峰的预测模型。人工智能结合搜索引擎公开的搜索次数及分布数据、受社会文化影响（例如，节日与社交习惯）的集体性出行活动、病毒本身的传播与发病特点，对各个城市未来一段时间内新型冠状病毒感染人数的趋势进行预测。实践证明人工智能的预测基本准确，药店、医院、社会机构等利用其预测结果优化了他们的安排与计划。药店根据新型冠状病毒的感染人数预测调整了相关药物的进货量，在感染高峰即将到来前增加进货以应对市场需求，在感染高峰到来时结合订货周期适时地减少进货量，满足社会突发需求的同时实现利润的最大化，学校、大型企业和政府机关等聚集性的组织也可以根据病毒感染预测结果调整其运营时间和运营政策。

　　智慧医疗有着无比广阔的应用前景，从智慧医疗中我们已经可以初步感受到人工智能为社会和生活带来的巨大改变和便利。我们相信，AI赋能的智慧医疗，终将向着我们预期的方向突飞猛进，进一步造福社会，造福人民。在后续的章节中，我们将会进一步地探讨智慧医疗的细节，以点带面，以小见大，徐徐揭开人工智能的神秘面纱。

四、实现人工智能的方法

目前实现人工智能的主流方法有机器学习和深度学习，而深度学习包含于机器学习。但在开始介绍它们之前，有必要先思考一下什么是"学习"。生活中提到"学习"二字，经常是在课堂上，先学习知识，然后用这些知识完成题目，最后用它解决实际问题；但我们也可以从挫折或成功中学习，以在后面避开或复现之前的做法。这些"学习"的共通之处是，其成果不是先天就刻在大脑里或由某种设计者设计编写的，而是通过经验得来的，其最终目的是提升我们自身的能力。将这些"学习"的概念迁移到计算机上，便是"机器学习"，机器学习是要研究"如何通过计算手段，利用经验来改善系统自身的性能"[2]。

为了达到这一目的，学者们提出了很多机器学习算法。为了吸取经验，这些算法首先会在经验中"训练"，通常由特定的优化算法完成，作为训练的结果，它们会给出一个"模型"，这一模型会被放到新的场景下进行"测试"以验证它的性能。通常我们希望模型不仅仅是把训练内容背下来，还要能够完成训练之外的任务，因此测试通常会用与训练有所不同的材料来测试模型的"泛化"能力，即模型面对陌生数据的应对能力。

在目前的机器学习中，"经验"通常是由"样本"给出的。一个样本可能是一张图像，可能是一段文字，或是其他各式各样的数据。样本会被转化成容易被算法和模型读取的形式，通常是

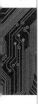

一个向量。作为经验，被用于训练的样本还会被赋予这个样本的答案，例如如果希望模型学习如何识别物体，那么会在每张训练图像上附加图像中物体的名称，这种情形被称为全监督训练；这些答案可能需要人工标记，如果没有能力标注全部的样本，只给出部分或少量样本，这种情形就被称为半监督训练；一些任务可能根本不需要样本，这种情况就被称为无监督训练。在测试时，样本对应的答案不会被交给模型，这样才能验证模型的性能。一个或几个样本的经验不足以教会模型，所以在训练和测试时都会使用大量样本，其集合分别被称为"训练集"和"测试集"。

为了方便研究，学者们抽象出了许多希望机器学习算法完成的任务。我们可能希望模型能够预测一个样本的类别，例如给出一张图片识别其中是什么物体，给出一张CT扫描结果判断对象是否患上了某种疾病，像这样的任务被称为"分类"任务；我们也可能希望模型根据样本预测一个连续的值，例如根据气象观测预测明天的温度，这样的任务被称为"回归"任务。这两种任务是后面的介绍中主要考虑的任务，除此之外还有许许多多的任务，任务的选择会影响算法和模型甚至是性能评估方法的设计。

下面我们介绍一些经典或有趣的机器学习算法和模型。这些介绍尽可能以直观且不带公式的方式进行，希望能够唤起读者的兴趣。

（一）线性模型

世界上的问题那么多，输入样本和目标之间可能有着纷繁复杂的关系，想要全部搞清楚会让人无从下手，不妨从最简单的关系开始。线性模型就是这样一种简单的模型，它试图为样本的每个属性赋予一个权重，当输入一个样本时，就将每个属性乘上它的权重，然后将所有的乘积加起来，并加上一个偏置值来预测结果。例如想要依据舒适度、油耗、价格3个属性预测一款汽车的销量，线性模型可能会为这3个属性分配权值1、–0.7、–0.5，然后计算：1×舒适度–0.7×油耗–0.5×价格，然后加上一个偏置值0.3，得到汽车的销量。这个例子是一个线性回归的问题，想要用线性模型解决分类问题，则需要将线性模型的输出用一个非线性函数转化为"样本属于正类"的概率，当这个概率大于1/2时就认为这个样本是正类，当概率小于1/2时就认为这个样本是负类。线性模型学到的权重的绝对值可以被解释为其对应属性在预测中的重要性，在前面的例子中，其权值就可以解释为：舒适度最重要，油耗次之，而价格最不重要，其中油耗和价格的权值是负的，表示它们增大会对销量有负面影响。

线性模型的权重和偏置值都是学习得来的，这一学习的过程就是找到一组权重和偏置值，使得用它们预测每个样本的结果与真实结果的平均误差最小。这一最小化是由最小二乘法完成的，其结果是唯一且容易获得的。

在许多简单情形下，线性模型可以取得不错的效果，但我们很容易发现许许多多的关系是无法简单地写成线性关系的。例如可能存在属性a，它在其他属性取某个值时起正面效果，而在其他属性取另外的值时起负面效果，它起到的效果随其他属性的变化而变化，这时就无法为属性a赋予合适的权重，再多的训练也无济于事。但线性模型是千里之行的第一步，若干个线性模型与若干个非线性模型的组合可以建立功能十分强大的模型。因此线性模型是最为简单且最为基础的机器学习方法。

（二）决策树

面对一项困难的决策时，人们会将它细分为多个子问题并逐个解决。例如在尝试分辨一只动物的种类时，人可能先问："它是哺乳动物吗？"如果通过观察它得到了肯定的答案，人可能会再问："它吃草吗？"如果得到否定的答案，人会再问："它会喵喵叫吗？"如果得到了肯定的答案，就可以确定这只动物是猫了。通过这些细分的提问，逐渐缩小答案的范围。而提的问题并不是固定的，人还会根据前面问题的答案问出不同的问题，例如若"它是哺乳动物吗？"的问题得到了否定的答案，那么紧接的问题可能变成"它会飞吗？"或"它生活在水里吗？"把所有的问题和答案放在一起，构成了一棵（或许是倒置的）树，如图1-12，它的根部是最初的问题，每个问题下面有许多分支，代表可能得到的不同的回答，每个分支下面又有新的问题，这些问题下面又有许多分支……直到树的叶子上写着根据问出的问题确定的最终答案。有了这样一棵树，只需要从最初的问题开始，每次问一个问题，根据答案走向一个分支，然后再问出新的问题，依此往复，直到到达叶子并得到答案。只要问题设计得当就可以用这棵树较好地解决一个场景下的决策问题。

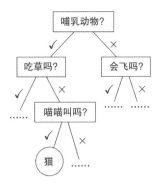

图1-12　一棵判断动物种类的决策树

决策树方法就是对这种人类行为的模仿，只是它的问题是询问样本的某项属性，然后根据样本属性的不同值走向不同的分支。使用一棵训练完毕的决策树判断一个样本时，首先根据根节点上记录的属性名取出样本的这一属性，然后根据它的值走向一个分支，并取出下一个节点需要的属性，依此往复，直到到达叶子节点并获取上面的答案。

那么要如何确定决策树中每个节点查询哪个属性，甚至是决策树的形状呢？训练决策树时，首先建立一个根节点，并将所有训练样本放置在它上面；然后训练算法会根据"信息增益"这一指标，"贪心"地选取能最大降低答案不确定度的属性，然后用该属性分开样本，放入不同的分支中，为每一分支建立新节点，然后用同样的方式为每个新节点选取属性、建立分支并依此往复，直到新节点中所有样本都属于一类。

（三）支持向量机

要达成对样本分类这一目的，一种方法是把样本根据其属性值投影到一个高维空间中，然后找到一个超平面，将正类样本和负类样本分开。这样在测试模型时，把测试样本也投影到这个高维空间中，然后观察它位于超平面的哪一侧以确定它的类别，如图1-13。前面所述的线性模型分类器就可以看作这样的过程。

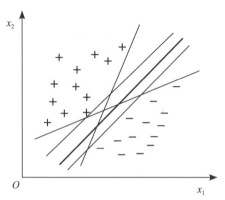

图1-13　被投影到二维空间中的样本和分开它们的多个超平面

但是可以找到许多能够将两类样本分开的超平面，该如何在它们之间作出选择呢？支持向量机（support vector machine，SVM）给出的解答是：选择一个超平面，使得离它最近的样本与它的距离最大，也就是位于两类样本正中间的超平面。这样选择能够更好地容忍样本选取时的波动：假设超平面不在正中间而更靠近训练集中的正类样本，那么由于采集训练集的偏差或不足，使得一个测试样本稍稍偏离了正类样本的范围，那么就容易把它归为负类；太靠近负类也会产生同样的问题，因此选择正中间的超平面最为合适。选取了超平面后，距离它最近的样本被称为支持向量，这是它名字的由来。

支持向量机的训练涉及较多的数学细节，其远远超过了科普的范畴。但值得一提的是，指导训练支持向量机的公式对样本属性的依赖关系较弱，可以使用一些技巧，如核函数，隐式地将样本投影到维度无穷大的空间中再进行分类，也允许非线性的操作，这极大地提高了支持向量机的拟合能力。

（四）聚类算法

聚类是一种无监督任务，它接受一些样本，然后根据样本间的相似性将它们聚成几类。注意这些类别并不是事前指定的，而仅仅是根据样本间的相似性得到的。在商业中有时需要对用户分类，但商家可能很难凭借自身知识给出一套分类方法，这时就可以使用聚类算法。

聚类算法中最经典的是 k 均值算法。除了接受样本外，它还接受一个值 k 和一种提前设计好的样本距离度量方法，然后给出 k 个类别，使得每个类别的所有样本到类别均值的距离之和最小。

k 均值算法使用迭代优化的方式求解。在求解过程中，k 均值算法首先会随机初始化 k 个代表，然后让每个样本聚集到距离自身最近的代表上，得到第一次迭代后的 k 个类；然后算法会对每个类求其类均值作为新的 k 个代表，再让每个样本聚集到距离自身最近的代表上，得到第二次迭代后的 k 个类；之后再次计算类均值作为新的 k 个代表，依此往复，直到样本不会改变自身类别为止。

（五）深度学习模型

前面介绍的多为传统而经典的机器学习方法，但或许读者更为耳熟能详的是诸如"深度学习""神经网络"此类名词。这里就对深度学习方法做简要介绍。

深度学习模型是由大量简单模型堆叠而成的模型。最典型的深度学习模型是全连接神经网络模型，它由前述的线性模型和一些非线性的激活函数构成，每层都有若干神经元，每个神经元都对应一个线性函数，它像突触一样将上一层的结果加权求和，然后神经元的激活函数根据这个加权和确定神经元的兴奋状态，将其传递到下一层神经元中，如图1-14。这种模型虽然局部上由简单的函数构成，但是由于其深度较深，允许用简单的操作逐步完成复杂的操作，因此具有极强的表达能力来适应输入和输出间的复杂关系。此外在充足的数据和训练下，深度学习模型还有出乎意料的泛化能力；一些实验和理论分析表明，全连接神经网络模型会在训练中自发地降低中间层与输入的相关性，从而增大内部处理方法的泛用性，这或许是这种出乎意料的泛化能力的原因之一[3]。

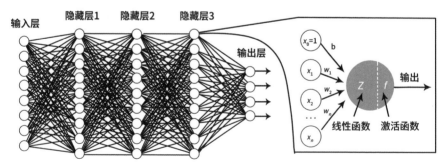

图1-14　全连接神经网络和其中的一个"神经元"

深度学习模型结构复杂，由人力给出最优解已经不太可能了，因此一般使用梯度下降法这一数值方法进行训练。从前面的叙述来看，模型应当是样本的一个函数，但是这一方法将训练集固定，将模型在训练集上的错误率视为模型的函数，对这个函数求"梯度"就指出了一个更新参数（在全连接神经网络中就是线性函数中的权重和偏置值）的方向，使得在更新后模型的错误率能够尽快下降。与简单的线性模型可以得到全局最优解不同，深度学习模型的梯度下降可能陷入局部最优或是"鞍点"等位置而无法得到最优的模型，因此科研工作者还提出了许多不同的优化算法来解决这些问题。这些算法需要计算各个参数的梯度，这些梯度由反向传播算法完成。

除了最为经典的全连接神经网络外，卷积神经网络（convolutional neural network，CNN）等更为复杂的神经网络也被发明了出来。近年来注意力机制也被用于深度学习模型中，以进一步提高模型的性能，而随着Mixer（混合器）架构的提出，全连接神经网络又迎来了一波复兴。

1. 卷积神经网络

卷积神经网络[4]是为机器视觉领域发明的网络架构，它的每一层都含有多个"卷积核"，每个卷积核被用来训练记录一种局部模式，在运行时扫描整张图片。每个卷积核会在所有符合它的模式的位置被"激活"，然后将各个位置的激活情况标注在一张新的、较小的图片上，交给下一层网络，以此逐步富集图片的信息，完成最终的决策。

在图像中，一个形象可能出现在不同位置，但这种位置变化

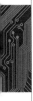

并不影响这个形象的语义或作用，例如一只兔子可能出现在画面的左上角或右下角，但这并不影响我们确定图片上展示了一只兔子。这种性质被称为"平移不变性"，有了这种性质，就没有必要在画面上每个位置都放置一些神经元，而只需替代为一组记录了局部模式的卷积核，然后令其在画面上扫描来应对形象可能的位置变化；在机器视觉任务中，这大大减小了网络使用的参数，使训练更加容易，也使得模型有更好的泛化能力。目前普遍认为卷积神经网络中，前几层会捕捉材质和纹理信息，而越深的层次就会捕捉越复杂的结构和语义信息。

卷积神经网络自从在2012年的ImageNet竞赛（涉及1 000类物体和约130万张训练样本的视觉识别竞赛）一鸣惊人后，就被大量应用在计算机视觉领域。物体识别、自动驾驶、图像放大或补全等涉及图像的领域都有应用，一些项目还会将卷积神经网络提取的特征进行改动或与来自其他图像的特征混合，并解码还原成图像，得到风格多样的"神经艺术"画作，例如将照片转化为梵高风格或其他艺术风格。

2. 注意力机制

在日常生活中阅读文章、观看图片时，我们并不会平均地分配我们的注意力，而是根据需要将注意力集中在重要的地方，忽略不重要的地方。例如在阅读一项特定主题时，我们会关注与它相关的段落而忽略页面上明显无关的图片；阅读到一个动词时，我们会关注它的主语和宾语；在图片中观察到一个人的面孔后，我们会关注他的表情、手势或衣着，而忽略嘈杂的背景。这种现象时常发生，因此如果模型没有类似的能力，不能够根据语境、图片的局部更改它对其他部分的注意力，忽略无关信息的干扰，那么模型很可能看起来呆板而不知变通。

注意力机制（attention mechanism）[5]就是尝试模拟人类注意力的机制，为了实现这一机制，研究者将它抽象为3个元素："查询""关键字"和"值"。查询是注意力移动的起点，就像上面的例子中的主题、动词、面孔；关键字和值一一配对，代表文章或画面中的其他元素；注意力机制会为每个查询找到与它相近的关键字——"注意"到它，然后从中汲取信息，将每个值按照它的关键字和查询的匹配程度混合起来，得到查询的结果。每一轮查询会在多个查询、多个关键字和值中完成，以充分交换它们之间的信息。这3种元素来源的区别产生了不同的注意力机制，较为常见的机制是用上一轮的查询结果生成这次的查询、关键字和值，这种自己查询自己特征的机制被称为自注意力机制。注意力机制发源于自然语言处理领域，因此每个初始的查询、关键字和值都对应了一个词语；后来注意力机制被引入计算机视觉中，每个初始的查询、关键字和值就对应了图片上的一小块方形区域。

基于注意力机制的模型在自然语言处理和计算机视觉中都大显神威。它不仅在多任务中表现优异，研究者还发现注意力机制能够更好地处理长距离的相关性（与之相比，自然语言处理中之前的模型都会遗忘先前阅读过的文字，在视觉领域，卷积神经网络更偏爱局部的甚至是纹理的信息），也能够经受更强的干扰[6]。许多先进的大型语言模型都基于注意力机制。

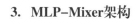

3. MLP-Mixer架构

尽管注意力机制已经获得了巨大的成功，但它也存在许多问题，其中之一是其计算开销会随图片的面积增大而快速增大。MLP-Mixer 架构[7]展示了如何使用简单的多层神经网络来达到类似注意力机制的性能。这种架构先将图片均匀地切成小块，这种架构的名称中，"Mixer"意为"混合器"，这对应着架构中的两种混合方式，第一种在小块之间混合，第二种在小块内部混合。这种混合器只需矩阵转置和全连接神经网络，其计算开销只与图片面积成正比。多个混合器叠加后，这种架构表现出了与卷积神经网络和注意力机制近似的性能，但实现更加简单，计算开销更小。

（六）强化学习

前面提到的模型和方法大多应用在相对静态的场景下，测试时模型只需要接受一个样本，然后输出一个结果即可。这种任务对环境做出了极端的化简，人工智能的使用者将模型要完成的任务浓缩成了标记，使得模型只做出一次决策就可以获知决策是成功还是失败，从而改进自身。但在生产生活中的任务不总是这样的，完成一些任务需要许多步骤，完成第一步后并不能立刻获知最终结果，使用者也无力将其转化为一步决策的问题。面对这样的任务，人类会摸索、试错，为了让机器也具有相似的能力，"强化学习"这一方法诞生了。

在强化学习中，正在学习的模型被称为智能体。智能体与外部环境的关系多种多样，为了不使研究过于分散，研究者对环境和智能体的关系进行了如下的抽象：在每一时刻，智能体对环境作出"观察"，然后决策自身的行为，通过"动作"与环境互动；环境接收到智能体的动作后，会根据自身状态和智能体的动作发生变化，同时会产生"奖励"反馈给智能体（奖励可能是负的，表示某种惩罚）。这一时刻中，智能体和环境的互动完成，并不断如此循环往复，直到某些条件得到满足，如图1-15。以学骑自行车为例，这里的智能体是骑车人的运动神经系统，而环境由骑车人的身体、自行车和重力等构成；在某一时刻，智能体用其传感器观察其身体与车辆的位置和平衡状态，它可能发现自身过于向左倾斜，于是做出决策，需要将车把向右偏转60°，并确实做出了这项动作；环境受到这些动作的影响，骑车人和车辆相应运动，却因为骑车人动作过大和车辆减速，从向左倾斜转移到了"摔倒在地"的状态，并给智能体以"疼"这一负奖励。

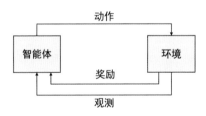

图1-15 智能体与环境的互动

智能体会被要求最大化与环境互动的奖励之和。为了达到这个目的，一些智能体会被设计成记录环境到达每个状态后对未来奖励之和的预期，然后在到达这个状态后选择最优的相邻状态并尝试转移到那里；另一些智能体会被设计成记录在环境的每个状态下做各个动作后对未来奖励之和的预期，然后在到达这个状态后选择最优的动作。一些早期的强化学习方法会使用表格记录这些值，但环境可能包含许多甚至无数种状态，这种表格的开销无法承受，因此后面就使用深度学习网络来替代这些表格，根据环境状态和观察进行决策。

为了最大化奖励之和，仅仅根据已经尝试过的行为方式是不足的，因此强化学习的一项要点是平衡对策略的探索和利用。这些由强化学习的优化算法完成，例如时序差分预测、近端策略优化（proximal policy optimization，PPO）算法等。

强化学习方法的应用十分广泛，进入公众视野的AlphaGo、AlphaZero等围棋人工智能，以及能够在DotA和Star Craft 2等涉及复杂决策的游戏上与人类同台竞技的人工智能，都是强化学习这一领域的成果。一些看似与强化学习无关的机器学习成果背后也有强化学习，例如机器视觉中一些硬注意力机制模型由于不可微，会使用来自强化学习的优化算法，对话机器人中人工智能的发言也会影响对话的走向，因此也可能用强化学习方法来训练。

（七）生成模型

除了给出样本，让模型分类、回归或聚类外，许多机器学习算法会尝试学习一些样本，然后生成类似但不同的新结果，这些结果被称为生成模型。近年来许多进入公众视野的模型，如一些人工智能绘画和对话模型，都属于生成模型。

1. 生成对抗网络

生成对抗网络（generative adversarial network，GAN）[8]是一种很有趣的生成式模型，它由一个生成网络和一个判别网络构成。生成网络负责从随机生成的种子中生成新的样本，而判别网络则尝试区别真实的训练样本和生成网络输出的样本。两方进行对抗训练并共同进步，最终使得生成网络可以给出非常接近训练样本的结果。

2. 扩散模型

近年来备受关注生成式模型的还有扩散模型，它们首先逐步增加样本中的噪声，使之成为一张来自正态分布的、充满噪声的图片，这个过程会让复杂的真实样本的分布"扩散"为简单的正态分布；然后算法会用每一次施加噪声前后的结果学习如何降噪；最后使用这个降噪模型反转"扩散"的过程——从正态分布中采样一个样本并不断降噪，得到一个接近训练样本但又有所不同的图像。近年来引人注目的人工智能绘画模型，如NovelAI，多采用扩散模型实现；与上面的简单介绍不同的是，这些生成模型会额外接受一项被称为"指导"的输入，例如画面中各种物体的名称、特征等构成的标签串，这些指导也会在训练时被输入降噪模型，从而进行有指导的降噪和扩散反转，以生成符合标签串的图像，最终使操作者能够通过修改标签串来随心所欲地修改画面。

3. 大型语言模型

生成式模型还被用于学习样本中的知识并用于其他用途。一些大型语言模型，如GPT系列模型，都属于生成模型。以GPT-3模型为例，它会接受一句话的前几个字，然后输出下一个字。其预训练就是在巨大的自然语言数据集中完成接龙游戏，以此学得自然语言中的规律。它可以直接被用于生成自然语言句子，也可

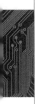

以将其从巨大数据集之中学得的知识，用于其他任务的微调。

在预训练的基础上，继续对语言模型微调，使其能够更好地执行人类指令，然后使用强化学习让其能够利用主观引导的人类对话来提高模型输出的质量，可以得到以ChatGPT为代表的具有聊天对话能力的模型。

这些大模型拥有成百上千亿的参数，传统的预训练后，微调训练的使用方式也变得昂贵起来。但模型已经在丰富的数据中学得了很强的理解、语言组织甚至是逻辑和数学能力，只需将其唤醒，因此研究者们转换范式，通过在输入中增加提示（prompt）来不经训练地让大模型将其在预训练中学得的知识应用在具体问题中。

这种方式让大模型具有了零样本学习（zero-shot learning）能力[9]。一个经典的利用大型语言模型完成的零样本学习任务是在一定前提下，判断一项假设是合理的、不合理的还是中性的。为了让模型完成这个任务，设计提示模板（prompt template）将问题转化成自然语言：首先写下前提，再写下句号，然后写下假设，并在假设后面加上"是____合理的"，令语言模型将其填充。例如在"我正在吃晚饭"的前提下，判断"我没有在吃东西"是否合理这一问题会被转化为"我正在吃晚饭。我没有在吃东西是____合理的。"如果语言模型填充了"是""很"等表示肯定的词汇，则说明假设是合理的；而如果给出"不"或"或许"等否定或模糊的词语，则表示假设是不合理或中性的。大型语言模型在巨量文本中积累的推理能力让它能进行零样本学习。有趣的一点是，这种任务的完成依赖于问题本身就由自然语言编写，因此能够将具体判别问题之外的判别问题定义也纳入具体生成问题中，基于此，才能将判别任务转化成生成任务。这或许是这种形式的零样本学习最先出现在自然语言处理中而非其他研究领域的原因。

提示中还可以加入少量样本，为大模型赋予小样本学习（few-shot learning）能力：首先用提示模板和有标记的样本编写若干示例，其中包含问题的样本和答案，然后将想要询问的问题接在最后，让大型语言模型完成句子来解答问题。一个例子是：希望模型判断商品评论"好吃，下次还来"的情感倾向，首先用"评论：孩子很爱吃。情感：积极。""评论：迟迟不发货，客服态度也很差。情感：消极。"的形式给出若干例子，最后加上"评论：好吃，下次还来。情感：____。"其中"____"表示空白，令模型将其补全，最后根据补全内容是"积极"还是"消极"来确定评论的情感倾向。与通常的学习方式不同，这种学习并不会使用梯度下降等优化算法或对模型本身做出改动，且对样本需求很小。这种学习代价极小，又由于使用自然语言交互，所以易于理解和操控，这也是更接近人类的学习方式，因此受到了研究者和开发者的青睐。大模型的这种小样本学习能力与其中涌现出的被称为"在上下文中学习"（in-context learning）[10]的通过模仿来学习的能力密不可分。最近许多研究工作都在检验大型语言模型在上下文中学习的效果，尝试解释其成因并做出改进。一些理论研究将这种能力解释为模型在预训练过程中掌握了推断话题或语言意图的能力，然后用这种能力从示例中推断问题所属的话题或意图，再利用这种意图和学习过的句

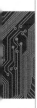

子回答最后的问题，而不仅仅是从示例中尝试学得样本和答案的关系[11]。

无论是用提示进行零样本学习还是小样本学习，都是在探索如何激发大语言模型中储存的知识，在这一思路下，"思维链"（chain of thought）值得一提。思维链是指在解答问题时，将问题分解、逐步解决、最终得到答案，这是人类经常使用的技巧，在大模型上也能提高回答的质量。研究者们发现，使用小样本学习（给出几个逐步解决问题的示例，让大语言模型模仿解答另一问题）可以达成这一目的，后面又发现以零样本学习的方式，即仅仅在回答前加上"让我们一步一步地思考（let's think step by step）"，再让模型补全答案，就可以大幅提高大语言模型在解决算术问题等任务上的正确率。

人类交给大语言模型的许多任务都涉及复杂的步骤，有时甚至需要在一个解决方法行不通时寻找另外的方法，类似地将这些任务分解、逐步完成，而基于GPT-4的开源项目AutoGPT就致力于此。AutoGPT利用GPT-4将人类给出的任务分解成若干子任务，并令其逐步执行；AutoGPT同时提供搜索功能，接收GPT-4给出的搜索关键字，并将搜索结果反馈给GPT-4；在解决问题的每一步中都会要求GPT-4生成想法，对其进行反思，并给出详细的步骤，执行搜索、解读结果并总结，然后进入下一个步骤。

大语言模型是迈向通用人工智能的里程碑，但其目前仍有许多不足。首先，大语言模型的训练和推理开销极大，也需要大量的数据，普通用户和普通研究者已经无力从头训练一个大语言模型。其次，大语言模型会产生"幻觉"（hallucination），即给出不存在的事物、虚假的状态等错误信息。模型的能力为何能够随着模型规模的增加而产生飞跃，至今也没有任何令人满意的解释。

受到大语言模型成功的影响，其他领域，如机器视觉的研究都会与大模型相关。关于大模型本身的研究，例如大模型的高效训练、模型压缩备受关注，对大语言模型的涌现能力的解释也备受期待。多模态大模型，即能够同时处理文本、视觉、听觉及更多形式的信息的大模型，也是打造通用人工智能的重要方向。

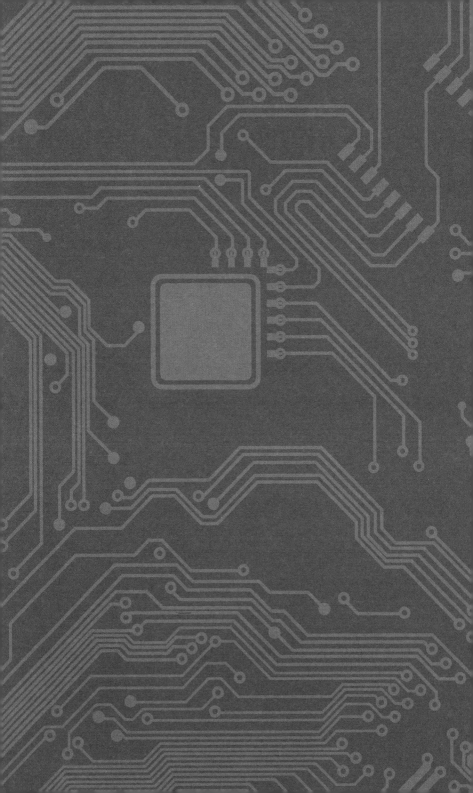

分门别类：不同类型的医疗数据

一、概　　述

医院在社会中扮演着重要角色，它既是为大众提供医疗和护理服务的机构，又是医学研究阵地，肩负着大量疾病的分析研究职能。

疾病的医治离不开医学研究的发展，而医学研究的开展也依赖疾病信息与数据。随着技术的进步，医疗数据在诊断个体疾病时有了新的意义，那就是通过大量同类疾病医疗数据分析总结得到的一般性规律，进一步辅助疾病认知与治疗，如图2-1。

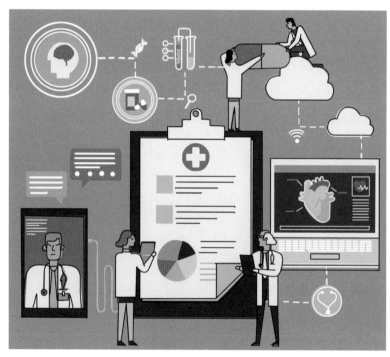

图2-1　医疗数据

有价值的医疗数据首先需要一个完善的收集整理过程，而医院拥有成熟完整的信息系统。医疗信息系统利用计算机科学和现代网络通信技术及数据库技术，为各医院之间以及医院所属各部门之间提供病人诊疗信息和管理信息的收集、存储、处理、提取和数据交换的功能，并满足所有授权用户的功能需求，如图2-2。

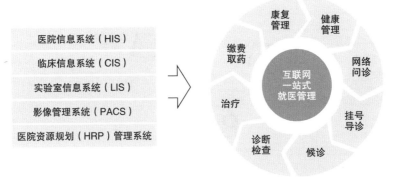

图2-2　医疗信息化系统

在实际诊疗过程中，从病例症状描述到诊断治疗及用药情况，都是通过医疗信息系统进行数据收集与传输。常用的系统主要有医院信息系统（hospital information system，HIS）（如图2-3）、临床信息系统（clinical information system，CIS）、实验室信息系统（laboratory information system，LIS）、影像管理系统（picture archiving and communication system，PACS）（如图2-4）及医院资源规划（hospital resource planning，HRP）管理系统。

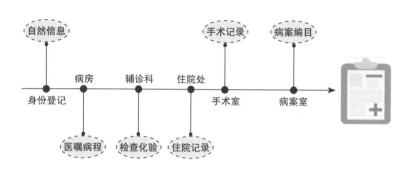

图2-3　HIS电子病历

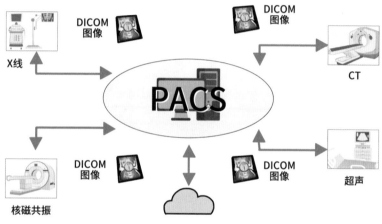

图2-4　PACS影像管理系统

注：DICOM（digital imaging and communications in medicine）即医学数字成像和通信，是医学图像和相关信息的国际标准。

目前，我国的医院现存数量超过3.6万家，年诊疗人次趋近于百亿，如此多的医疗活动产生的大量数据为智慧健康医疗提供了信息基础，如图2-5。此类数据以及资料对于相关疾病的后续研究和防治均具有参考价值，同时，公共卫生数据还能够为可能出现的传染疫情、社会卫生安全等方面提供参考。

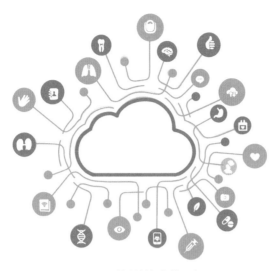

图2-5 海量数据存储示意

从全球范围来看，医疗健康数据已有数百艾字节（exabyte，EB），并仍在加速增长。为了使这个巨大的数据量直观化，这里将"艾字节"的意义进行拆解：一个字节由8个比特组成，每个比特可以表示一个二进制位也就是一个1或一个0；1艾字节表示有2的60次方个比特；因此，1艾字节包含了约115亿亿位二进制位，而数百艾字节的数据更是一个无法想象的庞大数量。

然而，对于临床医生而言，面对海量的临床数据，往往难以对数据信息进行有效的挖掘。为了使海量有价值的医疗数据充分利用起来，为医疗提供更为方便快捷和精准有效的服务，智慧医疗应运而生。

智慧医疗是一种基于大数据的人工智能医疗技术，它可以帮助医生更好地诊断和治疗疾病。人工智能技术可以收集、分析和汇总大量的医疗数据，不仅可以减轻医生的工作负担，同时可以更好地辅助诊断和治疗疾病。

智慧医疗涉及的医疗数据丰富多样，主要可将医疗数据划分为五大类，从基础的我们所熟知的如病历等医学文本数据，到无创的影像数据及基因数据，还包括音频数据和视频数据。这些数据集涵盖了大量的医疗信息，包括患者的病历、诊断和治疗信息、医生的诊断报告、医疗图像、肺音等。

其中文本数据以医院信息管理系统中的电子病例（包括病人的诊断、治疗、检查结果和病人的健康状况、治疗方案、药物使用等信息）及中外医疗文献中关于疾病的诊疗方法为主。自然语言处理技术被广泛应用于医疗文本数据集，总结患者情况并辅助医生决策；除了直接辅助诊疗外，还可以将海量的医疗文本数据转换成结构化的数据，以便于进行大规模数据分析和挖掘，如医疗诊断预测、疾病风险评估等。

利用医疗图像数据集，可以通过计算机视觉技术实现医学图像的自动分析、诊断和预测，如电子计算机断层扫描肺部图像的结节检测、脑部磁共振成像（magnetic resonane imaging，MRI）的疾病诊断等。医疗影像数据主要来源于影像管理系统，通过成像技术得到身体内部结构，用于评估。最经常使用的成像方式是X射线、CT和MRI。

X射线作为一种成像技术，利用X射线的穿透性及不同密度的组织对X射线有不同的吸收率和散射率，X射线可反映不同密度的人体组织的分布。常用于评估胸部、腹部和骨骼的解剖结构。

而CT实际上和这里我们所说的"放射"有着类似之处，不过需要说明的是CT更多的是反映断面层的关系，比如在拍摄骨骼内部组织图的时候，电子计算机断层扫描图为局部断面图，揭示在三维空间的内部细节，如图2-6。因此，电子计算机断层扫描在医学上主要是用于对剖开组织的内部结构进行检测，如评估肌肉骨骼系统、固体器官的实质、体液的分布等。

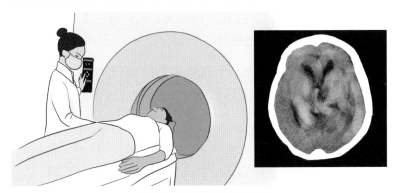

图2-6　电子计算机断层扫描

　　MRI则使用无线电波和磁场，根据组织的质子水平产生图像。常用于软组织和神经组织的检查。

　　尽管现在大多数医学环境中都可以很好地控制电离辐射的危害，但与CT相比，MRI无须将身体暴露于放射线下，被视为相对较好的选择。但由于MRI是通过磁场进行扫描，体内装有某些医疗植入物或其他不可移动金属的人可能无法安全地进行MRI检查，因此相比CT，其具有一定的局限。

　　MRI提供了几种模式，可以根据需要关注的结构在这些模式之间切换。例如基本的磁共振成像方法T1加权，图像突出显示主要由脂肪构成的结构，具体表现为液体是深色，脂肪是明亮的。而T2加权图像则突出由水和脂肪组成的结构，显示出的脂肪和液体是明亮的。这种不同突出部分的处理方法，不仅是放射科医生所需要关注的，在智能医疗人工智能模型处理中，也可能表现出不同的效果。

基因数据可以反映在核心遗传信息水平的疾病，在基因序列中，不同遗传物质和表达蛋白由不同的符号进行表示。例如，在核酸中，有A、T、U、C、G 5种碱基，而在蛋白质中，则是20个氨基酸残基的单字符。

此外，语音数据与视频数据通过特定编码，转化为人工智能数据集，实现对心脏杂音、肺部音等的自动分析和诊断，在智慧医疗研究中也具有极大的潜力。

二、智慧医疗信息系统

（一）医院信息系统

医院信息系统（hospital information system，HIS）是医院管理的核心系统，在医院管理中担任着"指挥官"的角色，它整合了医院各个部门的信息，包括患者管理、挂号、门诊和住院服务、医生排班、药房管理、财务管理等。医院信息管理系统可以提高医院的工作效率和服务质量，简化流程，并支持医院决策和资源管理，也是智慧医疗数据管理的核心系统。

（二）临床信息系统

临床信息系统（clinical information system，CIS）主要用于

临床医生的工作，它记录和管理患者的临床信息，包括病历、诊断、治疗计划、医嘱等。临床信息系统可以提供实时的临床数据，帮助医生做出准确的诊断和治疗决策，并支持医生之间的协作与沟通。

临床信息系统作为信息交流枢纽，主要包括以下方面：

（1）电子病历（electronic medical records，EMR）：临床信息系统是电子病历的核心组成部分，医生可以使用临床信息系统记录患者的病历信息，包括个人资料、症状、诊断、治疗计划、手术记录等。电子病历的使用可以提供更好的数据完整性、可读性和共享性，方便医生查阅患者的历史记录，做出更准确的诊断和治疗决策。

（2）医嘱管理：医生可以通过临床信息系统给患者下达医嘱，包括药物处方、检验和检查项目、治疗方案等。临床信息系统可以确保医嘱的准确性和及时性，同时提供警示功能，如对患者的过敏反应或药物相互作用进行提示，帮助医生减少错误和提高患者用药安全性。

（3）检验结果管理：临床信息系统与实验室信息系统集成，可以实时接收和管理患者的检验结果。医生可以通过临床信息系统查看患者的检验结果，进行数据分析和诊断判断。系统还提供自动生成报告的功能，方便医生和患者查阅检验结果。

（4）影像资料管理：临床信息系统与影像管理系统集成，医生可以通过临床信息系统访问和查看患者的医学影像资料，如X射线、CT、MRI等。这样可以帮助医生进行影像诊断、手术规划和治疗进展的监测。

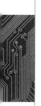

（5）数据分析和研究：临床信息系统可以收集和整合大量的临床数据，这些数据可以用于医疗质量评估、临床研究和流行病学分析。通过对数据的分析，可以发现潜在的模式和趋势，为医生和研究人员提供科学依据和决策支持。

由此可见，临床信息系统架起了各个系统之间的信息传输通道，故而在智慧医疗系统中成为临床信息的"档案室"。

（三）实验室信息系统

实验室信息系统用于管理实验室的检验流程和数据。它可以接收和处理医嘱、标本信息，跟踪检验过程，生成和存储检验结果，并将结果与临床信息系统进行关联。实验室信息系统可以提高检验的准确性和效率，确保患者的检验数据及时可靠。

实验室信息系统在医疗实验室中具有以下具体应用：

（1）医嘱管理：实验室信息系统可以接收医生开具的检验医嘱，并根据医嘱的要求生成相应的检验项目清单。它可以记录患者的基本信息、医嘱内容、采样时间等关键信息，并为实验室技术人员提供指导和参考。

（2）标本管理：实验室信息系统可以跟踪标本的流转和管理过程。它可以生成标本的唯一标识码，记录标本的采集时间、采集人员、采集位置等信息，并确保标本的准确性和可追溯性。此外，实验室信息系统还可以提供标本收集和保存的指导文档，帮助技术人员正确操作。

（3）检验过程管理：实验室信息系统可以监控和管理整个检验过程。它可以指导实验室技术人员进行样本的处理、标本的分析和结果的录入。系统可以自动计算和验证结果，确保结果的准确性和一致性。同时，实验室信息系统可以生成检验过程的时间轴，追踪检验项目的执行情况。

（4）结果生成与报告：实验室信息系统可以生成检验结果，并将结果与患者的临床信息进行关联。它可以自动生成报告，包括数值结果、参考范围、异常标志和解释等。这些报告可以通过系统内部传输或打印输出，提供给医生进行诊断和治疗决策。

（5）质量控制与质量管理：实验室信息系统支持实验室的质量控制和质量管理。它可以记录和分析质控数据，监测仪器的性能和准确性。系统可以生成质控报告和统计图表，帮助实验室评估和改进质量管理体系。

通过实验室信息系统，医疗实验室可以提高工作效率和结果的准确性，确保标本和数据的可追溯性，促进实验室与临床医生之间的协作和沟通，为患者的诊断和治疗提供可靠的实验室支持。

（四）影像管理系统

影像管理系统（picture archiving and communication system，PACS）用于存储、管理和传输医学影像数据，如X射线、CT、MRI等。通过影像管理系统，医生可以迅速查看和比对患者的影像资料，进行诊断和制定治疗计划。影像管理系统还支持医学影像的远程传输和共享，方便医生之间的协作与咨询。

影像管理系统在医疗诊疗中具有以下具体功能：

（1）影像存储和检索：影像管理系统提供了一个中央存

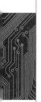

储库，用于存储和管理各种医学影像数据，包括X射线、CT、MRI、超声等。医院的影像数据可以被快速、安全地存储在影像管理系统中，从而取代了传统的胶片或纸质影像存档方式。医生可以随时通过影像管理系统检索和查看患者的影像资料，方便快捷。

（2）影像查看和比对：医生可以使用影像管理系统查看和比对患者的影像数据。影像管理系统提供了功能强大的图像查看界面，医生可以调整图像的对比度、亮度等参数，以便更清晰地观察和分析影像细节。医生可以同时查看多个时间点的影像，进行对比诊断，评估疾病的进展和治疗效果。

（3）影像远程传输和共享：影像管理系统支持影像数据的远程传输和共享，方便医生之间的协作和咨询。医生可以将影像数据通过网络传输给其他医生，寻求第二意见或专家的建议。这种远程协作和咨询可以加速诊断和治疗的进程，尤其对于偏远地区或缺乏专科医生的情况特别有用。

（4）影像报告和文档化：影像管理系统可以将医生对影像的诊断结果和观察记录文档化，并生成影像报告。这些报告可以与患者的病历信息关联，为医生和其他医疗工作者提供全面的患者健康资料。影像报告的文档化还方便后续的数据管理和追踪，支持临床研究和质量控制等方面的工作。

总体而言，影像管理系统提供了高效、便捷和安全的方式来存储、查看、共享和管理医学影像数据。它在诊断、治疗和医疗协作方面发挥着重要的作用，提高了医生的诊断能力和患者的治疗效果。

（五）医院资源规划管理系统

医院资源规划管理系统是一个综合性的医院管理系统，它涵盖了医院各个方面的运营管理，包括人力资源、物资采购、设备管理、财务会计、绩效评估等。医院资源规划管理系统可以帮助医院有效管理资源，提高效率和质量，优化医院的整体运营。

通过医院资源规划管理系统，医院可以实现对人力资源、物资、设备和财务等方面的综合管理，优化医院的运营效率、资源利用和服务质量。系统可以提供数据支持和决策分析，帮助医院管理层进行决策制定和战略规划。

三、文本数据

医学文本数据主要来源于病历的描述文字、检查报告的检查所见、政策、管理规定、新闻和时事发布、专业网站、文献数据库等包含有关患者个体或群体诊断、治疗和结果的宝贵信息。

由于医学术语的复杂性和临床文本的非结构化性质，这些数据的提取和分析非常具有挑战性。目前已经有许多自然语言处理（natural language processing，NLP）技术可以帮助人们从医学文本数据（如图2-7）中提取信息，并且人们已经创建了医学文本数据集来训练和评估自然语言处理模型。

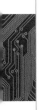
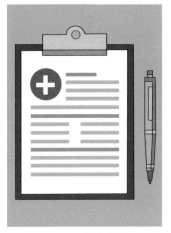

图2-7　医学文本数据

此类医学文本数据集是开发和评估自然语言处理模型的重要资源，可以用于训练人工智能模型，可帮助医护人员做出更为精准的诊断和治疗决策。同时，还可以通过训练人工智能模型识别某种特定疾病的高风险患者，以此来帮助医护人员更早地干预，从而防止疾病进一步发展。

（一）MIMIC-Ⅲ

MIMIC-Ⅲ（medical information mart for intensive care Ⅲ，MIMIC-Ⅲ）[12]是一个免费开放的大型重症监护医学数据集，由美国麻省理工学院（Massachusetts Institute of Technology，MIT）计算生理学实验室、贝斯以色列迪康医学中心（Beth Israel Deaconess Medical Center）及飞利浦医疗共同构建发布。

如今，MIMIC-Ⅲ数据集已经被广泛地应用于训练机器学习模型和开发其他临床决策支持系统。该数据集具有的一些关键特性，使得其成为了利用人工智能进行临床研究的宝贵资源。该数据集具有以下特点：

（1）数据的广泛性和持久性：MIMIC-Ⅲ数据集来源于贝斯以色列迪康医学中心的重症监护室（intensive care unit，ICU），包括2001—2012年间的53 423名成人和2001—2008年间的7 870名新生儿；与此同时，数据集提供的12年时间跨度的纵向数据，可用于研究临床结果随时间的变化。

（2）临床数据的全面性和翔实性：该数据集不仅记录了结构化的数据，如人口统计数据、在医院进行的生命体征测量（大约每小时1个数据点）、实验室检查结果、使用药物、影像报告、死亡信息（包括院内和院外）；同时还记录了非结构化数据，如医生病历、护理人员的工作记录、治疗过程等要素。多种数据模式也使得相关的科研人员可以使用多种分析技术，包括深度学习、自然语言处理、统计分析等来提取特征、开发应用。

（3）开放共享性和隐私保护性：MIMIC-Ⅲ数据集是免费公开的，这意味着来自世界各地的医生和技术人员都可以无偿使用该数据集。同时，该数据集还删除了所有可以识别患者身份、侵犯患者隐私的信息，如患者姓名、住址、电话号码，这样就保证了研究人员和临床医生在不违反相关隐私条例或道德准则的情况下使用该数据集。

基于MIMIC-Ⅲ数据集，国际上的相关学者已进行了大量研究并发表了大量有价值的学术论文或技术应用，包括预测患者的病情发展、识别各类疾病的风险及开发临床决策支持系统。如2018年，研究人员已利用该数据集开发了人工智能模型以辅助败血症治疗^[13]，该模型从大量患者中提取隐形信息，分析无数治疗决策，给出最佳治疗方案，如图2-8。

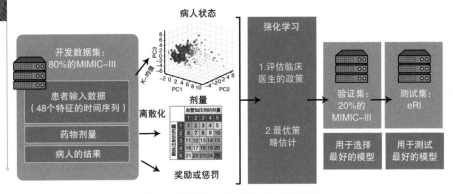

图2-8　辅助败血症治疗的人工智能模型

（二）eICU-CRD

与MIMIC-Ⅲ数据集类似，电子重症监护病房协作研究数据集（eICU-CRD）同样由美国麻省理工学院计算生理学实验室和飞利浦医疗共同构建并于2018年5月17日发布了第二个版本。该版本包含了2014年和2015年美国本土入住重症监护病房的200 000多例患者的临床信息。

eICU-CRD数据库旨在在MIMIC-Ⅲ成功建立的基础上，通过从多个中心医疗机构提供的数据来扩大研究范围，解决了医务人员难以有大量时间和精力收集海量完整信息，诸如生命体征、护理计划、疾病严重程度、诊断信息、治疗信息等的问题。这两组数据集互为补充，如今，国内外已有大量研究同时利用MIMIC数据库和eICU-CRD库这两个大型公开的数据集，例如复旦大学附属中山医院重症医学科利用这两个数据集，使用机器学习方法动态预测危重脓毒症患者发生凝血功能障碍的风险，并通过解释最终模型评估风险特征[14]。

（三）PubMed

PubMed是美国国家医学图书馆（National Library of Medicine，NLM）维护的公开的大型生物医学文献数据库。它包含了来自数千种期刊、报告、会议记录的超过3 000万篇生物医学文章的引文和摘要。在"医学+AI"兴起之前，该数据库就已成为生物医学领域的研究人员、临床医生和学生获取有关最新文献的重要来源。

近年来，随着人工智能领域自然语言处理的发展以及医学领域与人工智能领域的深度融合，PubMed中大量的可用信息已越来越多地被人工智能领域的研究人员所关注和利用。PubMed具有以下的特点：

（1）数据多样化：PubMed是一个大型多样的数据库，它涵盖了医学领域的广泛主题，包括临床医学、公共卫生、牙科、护理等。这使得它成为训练和测试人工智能算法的理想资源。

（2）词汇标准化与摘要结构化：PubMed使用了《医学主题词表》（medical subject headings，MeSH）的标准化词汇为文章编制索引。同时，PubMed还为许多文章提供结构化摘要，其中包括介绍、方法、结果、结论等特定部分。这使得人工智能算法能够更容易、更准确地定位相关领域及识别和提取医学概念。

（3）资源集成化：PubMed可以与其他资源集成整合，例如统一医学语言系统（unified medical language system，UMLS），

它克服了存在于机器检索信息中的两大障碍——同样的概念有
不同的表达，以及有用的信息分布在不同的数据库和系统，
如图2-9。这种集成可以帮助AI算法更准确地识别和映射医学
概念。

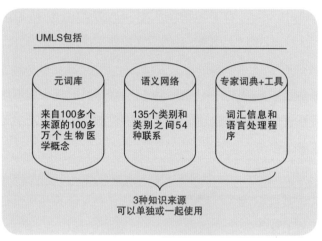

图2-9　UMLS语言系统

（4）文章可用性：PubMed在全文文章可用时提供访问链
接。这使得人工智能算法更容易访问和分析文章的全文。

总之，这些特点使PubMed成为医学领域人工智能研究的宝
贵资源，其庞大多样的生物医学文献数据库提供了丰富的信息，
成为开发算法的重要资源，可以进一步辅助医护人员改善患者的
治疗效果并助力科研人员推进医学研究。

例如，PubMed数据库使得美国国家医学图书馆的研究人员
开发的MetaMap算法被广泛应用于医学领域。MetaMap通过访问
PubMed数据库识别文本中的医学概念，并将其映射到统一医学
语言系统中。该算法能够从PubMed的生物医学文献中提取有关

医学概念的信息，如疾病、症状和治疗方案。如今，该算法在医学上已被广泛应用于识别药物不良反应、分析电子健康记录、辅助临床决策等。

四、图像数据

医学图像分析算法是计算机辅助诊断的关键，医学图像数据集是算法开发和评估的基础支撑。这些数据集包含数千甚至数百万张图像和相应的注释，使研究人员能够训练和测试算法，以帮助医生作出准确的诊断和治疗决策。

医学图像是现代医学诊断和治疗的关键组成部分，这些图像提供了关于身体内部结构的重要视觉信息，如图2-10。临床实践中常用的医学图像有几种类型。

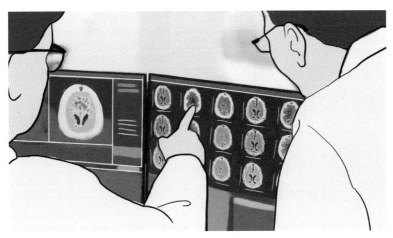

图2-10　医学图像

（一）经典医学图像的特点

（1）X射线医学图像的特点。

X射线图像是放射线穿过身体后被探测器捕捉到的影像，主要用于检测骨骼结构和某些软组织，如肺部和胸廓。X射线图像通常是二维图像，可以快速获得，且成本相对较低。但图像灰度范围较小，只能显示组织的密度和形态，对于软组织和血管的分辨率不高。

（2）CT医学图像的特点。

CT通过将X射线图像旋转成三维图像，可以更全面、更精细地呈现人体组织和器官。一方面，CT图像有较宽的灰度范围，可以显示各种不同密度的组织，包括软组织和骨骼组织；另一方面，CT图像可以提供高分辨率的三维图像，在复杂解剖结构的检查和手术规划方面非常有用。

（3）MRI医学图像的特点。

MRI是一种使用强磁场和无线电波来产生图像的成像技术，可以显示组织的内部结构，包括软组织、脑部组织和神经系统。因此，MRI图像具有较高的对比度和灰度分辨率，可以显示不同类型的组织和病变，如肿瘤和炎症。同时，与其他三维图像一样，MRI图像可以提供多平面图像，如矢状面、冠状面和横断面，方便医生更全面地评估患者的病情和规划治疗。

总之，每种类型的医学图像都有其特点和应用，医生利用这些图像来辅助诊断，研究人员使用它们来开发和评估医学图像分析和计算机辅助诊断的算法。

（二）医疗图像数据集

下面给出几个具体的医疗图像数据集，这样可以更具体地感受不同医学图像的特点：

（1）X射线图像。

①ChestX-ray8数据集[15]。

"ChestX-ray8"是一个胸部X射线数据集，包含32 717名独立患者的108 948张正视X射线图像。这些图像具有文本挖掘的8个疾病图像标签（其中每个图像可以有多个标签），这些标签是通过人工智能自然语言处理方法从电子病历相关放射报告中提取的，如图2-11。

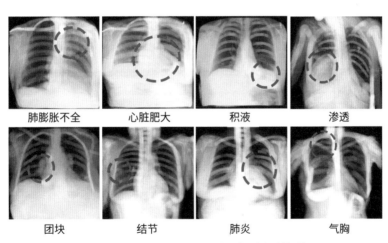

肺膨胀不全　　　心脏肥大　　　积液　　　渗透

团块　　　结节　　　肺炎　　　气胸

图2-11 ChestX-ray8数据集图像示例及其标签

②MURA数据集[16]。

MURA（musculoskeletal radiographs，肌骨骼射线照片）数据集主要着眼于肌骨骼状况的医学图像集合，包括40 000多张身体各部位的X射线图像,如胸部、腹部和四肢。这些图像是从美国多家临床机构收集的,根据放射科医生的报告,被标记为正常或异常,如图2-12。该数据集由斯坦福大学的一组研究人员创建,旨在为推进医学图像分析和机器学习的研究提供宝贵的资源。MURA数据集已用于广泛的研究,包括开发和评估自动疾病检测和诊断算法,研究图像特征与临床结果之间的关系等。

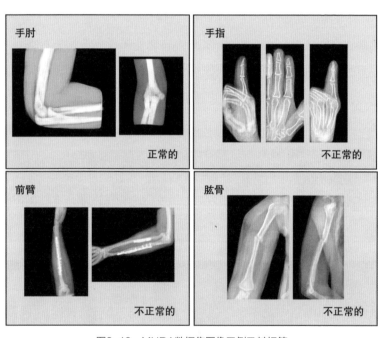

图2-12　MURA数据集图像示例及其标签

　　MURA数据集的一个特征是数据量大,身体部位及其状况多样,便于研究人员开发和测试能够检测不同身体部位和状况异常的算法,这对于开发用于实际临床应用的实用工具非常重要。

　　③CheXpert数据集[17]。

CheXpert数据集是胸部X射线图像及由放射科医生注释的大型数据集，由斯坦福大学的研究人员创建，旨在解决现有胸部X射线判读数据集的局限性。其中包含来自65 000多名患者的224 000多张胸部X射线图像，以及由委员会认证的放射科医生团队标记的14种常见胸部病理。相比MURA数据集，CheXpert的一个独特之处在于它为每种病理都提供了不确定性标签，表明放射科医生不确定图像中是否存在这种情况。这种设计对于开发能够准确量化与给定解释相关的不确定性程度的机器学习模型尤其有价值。

CheXpert目前已广泛应用于机器学习和胸部X射线判读的研究，通过最先进的算法开发出用于识别各种胸部疾病的模型，发现对比先前数据集，训练后的模型准确率有了明显提升。

（2）电子计算机断层扫描图像。

①DeepLesion数据集[18]。

DeepLesion数据集由美国国立卫生研究院临床中心（National Institutes of Health，NIH）的团队开发，是迄今规模最大的多类别标注临床医疗电子计算机断层扫描图像开放数据集。该数据集包括身体各个部位（包括肺、肝和淋巴结）病变的电子计算机断层扫描图像，并涵盖良性和恶性病变。每个图像都标注了有关病变位置、大小和语义特征的详细信息，如病变类型、器官和细微程度，如图2-13。

除了提供电子计算机断层扫描图像和注释外，数据集还为每个研究提供放射学报告。目前有4 427个患者的32 735张电子计算机断层扫描图像及病变信息，包括肾脏病变、骨病变、肺结节和淋巴结肿大。

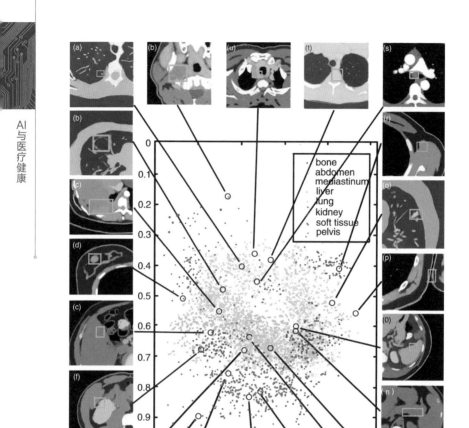

图2-13　DeepLesion中图像示例及标签分布

②LUNA16肺部结节检测数据集。

LUNA16（lung nodule analysis 2016）肺部结节检测数据集[19]是胸部电子计算机断层扫描的集合，带有肺结节注释，旨在帮助研究人员开发和评估从电子计算机断层扫描图像中自动检测肺结节的算法。该数据集包含来自LIDC/IDRI数据集（另一个大型CT数据集）的888次胸部CT，这些扫描已重新采样为1mm×1mm×1mm的一致体素间距。这些扫描采用不同的成像参数采集，包括一系列结节类型和大小，如图2-14。除了CT之外，LUNA16数据集还包括由4名经验丰富的放射科医生进行的肺结节注释，这些注释为自动结节检测算法的开发和评估提供了真实标签。

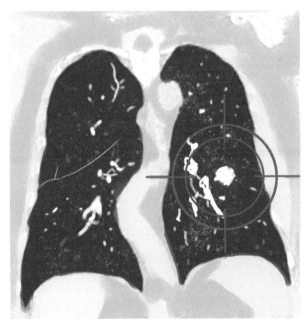

图2-14　LUNA16的图像示例

③非小细胞肺癌数据集。

NSCLC-Radiomics[20]是非小细胞肺癌（non-small cell lung cancer，NSCLC）患者的CT数据集，包含肿瘤的手动分割、临

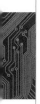

床和遗传数据的注释。创建此数据集是为了发掘可用于预测非小细胞肺癌患者治疗结果和生存率的放射特征。

该数据集包含422名非小细胞肺癌患者的CT图像，包括345名原发性肿瘤患者和77名淋巴结转移患者。使用来自多个中心的不同CT扫描仪、协议和参数获取图像。放射科医生对所有图像进行审查和手动注释，以分割肿瘤和其他解剖结构。此外，数据集还包括临床等数据的注释，如患者人口统计、肿瘤分期、组织学、治疗方式和生存结果，以及遗传数据（包括已知与非小细胞肺癌相关的各种基因的突变）。

（3）MRI图像。

①阿尔茨海默病神经影像学计划数据集。

阿尔茨海默病神经影像学计划（alzheimer's disease neuroimaging initiative，ADNI）数据集是广泛使用的阿尔茨海默病患者、轻度认知障碍患者和健康对照组的MRI扫描数据集，并已用于阿尔茨海默病和相关神经退行性疾病的研究。此计划研究于2004年启动，是一项公私合作项目，旨在加速阿尔茨海默病治疗的发展，收集了来自美国和加拿大65个地区的1 600多名参与者提供的大量临床、认知、影像和基因数据。

该数据集包括1 600多人的T1加权磁共振成像扫描，这些扫描是在几年内的多个时间点采集的，因此跨越多个病理生理过程，在预测患者病理发展方面表现突出。扫描图像经过预处理并针对运动和强度不均匀性进行校正，数据集还包括人口统计信息、认知测试分数和遗传数据等元数据，如图2-15。该数据集已用于各种研究，包括开发和评估机器学习模型，以预测轻度认知障碍患者向阿尔茨海默病的转化，以及开发该疾病的生物标志物和诊断工具。

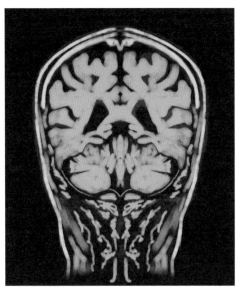

图2-15　ADNI数据集的图像示例

②孤独症脑成像数据集。

孤独症脑成像（autism brain imaging data exchange，ABIDE）数据集是一个公开收集的来自孤独症谱系障碍个体的数据集，由静息态脑功能磁共振成像（resting-state cerebral functional magnetic resonance imaging）扫描。创建该数据集是为了帮助研究人员了解孤独症（autism spectrum disorder，ASD）的神经基础，并识别用于早期诊断和治疗的生物标志物。

孤独症脑成像数据集包括来自1 100多个人的静息态脑功能磁共振成像扫描图像，包括约540名孤独症患者和约570名典型对照患者的神经数据。扫描图像是使用各种不同的MRI扫描仪在17

个不同的部位采集到的，同时，其标签数据还包括各种临床和人口统计数据，如年龄、性别、智商和诊断状态。该数据集可公开用于研究，并已用于与孤独症的神经基础及早期诊断和治疗的生物标志物开发相关的研究。

③OpenAccess系列成像研究数据集。

OpenAccess系列成像研究（open access series of imaging studies，OASIS）是一个公开的老年人结构和功能性脑部磁共振成像扫描数据集，该数据集的创建是为了支持对衰老和与年龄相关的神经退行性疾病（如阿尔茨海默病）的研究。

该数据集包含1 500多名18～96岁参与者的MRI扫描图像，包括健康老年人、阿尔茨海默病患者和轻度认知障碍患者。扫描图像是通过不同的MRI扫描仪从多个部位采集的，包括T1加权和T2加权图像，如图2-16。对应的数据集标签还包括每个参与者的人口统计信息、临床评估和神经心理测试结果。其中疾病诊断所依赖的临床评估包括认知功能、日常生活活动和精神症状的测量。目前，该数据集已用于许多研究，除了用于衰老大脑和神经退行性疾病的结构和功能变化研究之外，同时，它还被用于开发和评估自动脑图像分析和基于机器学习的阿尔茨海默病诊断方法。

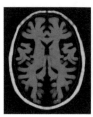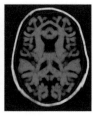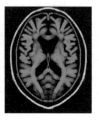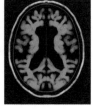

图2-16　OASIS图像样本示例

五、基因数据

基因，也称遗传因子，通常是指携带有遗传信息的DNA序列，如图2-17，是控制性状的基本遗传单位。基因组是在细胞中发现的整套遗传信息，由基因和基因外的DNA序列组成。在人类遗传信息中，基因组由位于细胞核中的23对染色体组成，其中包括22对常染色体和1对性染色体，如图2-18，基因组中含有个体发育和功能所需的所有信息。

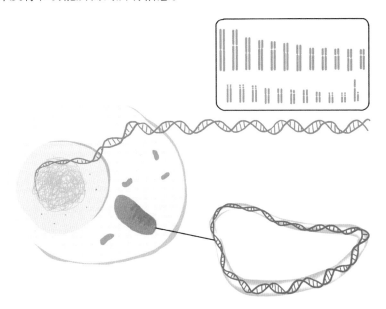

图2-17 DNA示意图

基因数据在不同物种间数目差异巨大，有些基因组非常小，

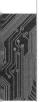

例如在病毒和细菌中发现的基因组，而有些基因组可能大得几乎无法解释，例如在某些植物中发现的基因组。然而，生物复杂性和基因组大小之间似乎没有一致的相关性。例如，人类基因组包含大约30亿个核苷酸。虽然30亿是一个很大的数字，但罕见的日本花巴黎粳稻的基因组大小约为1 500亿个核苷酸，是人类基因组大小的50倍。迄今为止，人类是唯一成功对自身基因组进行测序的生命形式，但地球上还有许多生命形式的基因组比人类基因组大得多。

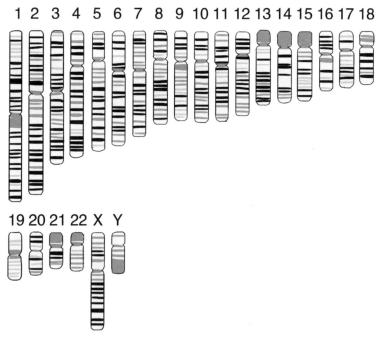

图2-18 人类基因组

为了从基因层面透彻分析人类的遗传与进化，美国科学家于1985年率先提出人类基因组计划（human genome project，

HGP），并于1990年正式启动。美国、英国、法国、德国、日本和我国科学家共同参与了这一预算达30亿美元的人类基因组计划。按照这个计划的设想，在2005年，要把人体内约2.5万个基因的密码全部解开，同时绘制出人类基因的图谱。换句话说，就是要揭开组成人体2.5万个基因的30亿个碱基对的秘密。截至2003年4月14日，人类基因组计划的测序工作已经完成，并在2001年公布了人类基因组图谱及初步分析结果。其研究内容还包括创建计算机分析管理系统，检验相关的伦理、法律及社会问题，进而通过转录物组学和蛋白质组学等相关技术对基因表达谱、基因突变进行分析，获得与疾病相关基因的信息。人类基因组计划产生了大约30亿个碱基对的DNA序列数据，占用了数太字节（Terabyte，TB）的存储空间。

　　针对如此大量的数据，为了方便存储与查阅，研究人员通过数据库的方式进行统一录入。数据库可以理解为存放数据的仓库，它的存储空间很大，可以存放百万条、千万条、上亿条数据。并且数据库并不是随意地将数据进行存放，是有一定的规则的，否则查询的效率会很低。

（一）GenBank序列数据库

　　GenBank序列数据库是所有公开可用的核苷酸序列及其蛋白质翻译的开放存取注释集合。它作为国际核苷酸序列数据库协作（INSDC）的一部分，由美国国家生物技术信息中心制作和维护。

　　GenBank作为一个全面的公共数据库，接收了世界各地实验室从50多万种正式描述的物种中产生的序列，包含478 000个正式描述的物种的超过21亿核苷酸序列的9.9万亿碱基对，近年来入库数据量以指数级速度增长：大约每18个月翻一番。每日与欧洲核苷酸档案库（the european nucleotide archive）和日本DNA数据库（the DNA data bank of Japan）进行数据交换，确保覆盖全球的数据。近年来，GenBank更新了来自新型冠状病毒（SARS-CoV-2）的数据资源。

例如，我们可以通过选择地点来选择具有该采集地点的新型冠状病毒序列记录，如图2-19。使用滑块或点击日期栏来选择新型冠状病毒记录的样本采集日期和/或其GenBank发布日期。

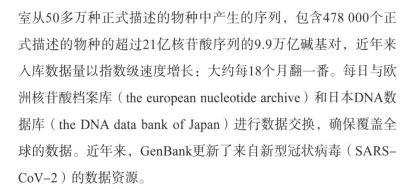

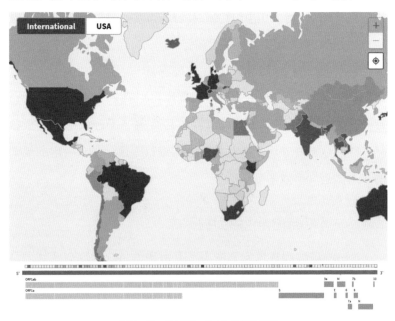

图2-19　SARS-CoV-2序列记录

新型冠状病毒（SARS-CoV-2）的遗传物质是所有RNA病

毒中最大的，基因组全长在26～32 KB之间。病毒基因组5'端约2/3为重叠的开放阅读框，主要负责编码与病毒复制和转录相关的酶等非结构蛋白。后面的1/3基因组负责编码刺突蛋白、小膜蛋白、膜蛋白和核衣壳蛋白等主要结构蛋白，另外还有嵌套在3'端基因组中的一系列基因编码辅助性蛋白。这些结构蛋白至关重要，决定了病毒的组装、稳定性和侵袭力。

通过统计学习方法，收集来自不同省份新型冠状病毒感染（COVID-19）患者的几十株新型冠状病毒（SARS-CoV-2）全基因组序列，对比发现序列间高度保守，少量序列差异可能是早期在人群传播过程中适应性突变产生的。

由此通过绘制于染色体上的基因片段，借助人工智能方法，可以将病毒的结构信息与我们所期望得到的信息，如病毒的变异方向预测，进行关联。

同时，根据基因序列相似性可以分析得到病毒的同源性，用于研究由共同祖先进化而来的序列，特别是如蛋白质序列或DNA序列等生物序列。序列比对还可用于语言进化或文本间相似性之类的研究。

序列相似性作为序列之间的相似程度是可以量化的参数。而序列同源性则表明序列是否同源需要有进化事实的验证。如果两个序列之间具有足够的相似性，就推测两者可能有共同的进化祖先，经过序列内残基的替换、残基或序列片段的缺失及序列重组等遗传变异过程分别演化而来。

如果两个序列有显著的保守性，首先要确定两者具有共同的进化历史，进而通过更多实验和信息的支持确定两者有近似的结

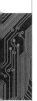
构和功能。通过大量实验和序列比对的分析，一般认为蛋白质的结构和功能比序列具有更大的保守性，因此粗略地说，如果序列之间的相似性超过30%，它们就很可能是同源的。

例如有研究通过高通量测序获得了多条全基因组序列，发现相比于与SARS冠状病毒（约79%）、中东呼吸综合征冠状病毒（约50%）的同源性，新型冠状病毒（SARS-CoV-2）全基因组与两株蝙蝠样冠状病毒株Bat-SL-CoVZC45（同源性87.99%）和Bat-SL-CoVZXC21（同源性87.23%）进化关系更近，但SARS-CoV-2的进化分支长度更长，说明新型冠状病毒与蝙蝠样冠状病毒在进化关系上更近且更晚出现，由此推断新型冠状病毒最初可能由蝙蝠携带。

（二）UCSC基因组浏览器

同样作为知名数据库之一的是UCSC基因组浏览器。作为最早的基因组浏览器，它主要是为存储和查找人类基因组设计的。现在已发展为包括大量的脊椎动物和模型生物的装配体和注释信息，以及用于查看、分析和下载数据的工具。

UCSC基因组浏览器是目前生物领域里常用的数据库之一，可以快速而且可靠地显示任何规模的基因组的所需部分，以及包含数十种对齐的注释轨迹，如已知基因、预测基因、表达序列标签、信使核糖核酸、物种同源性等。用户也可以出于教育或科研目的将他们自己的注释信息添加到浏览器中。

大多数人在使用UCSC基因组浏览器的目的是访问数据库中的原始信息，人们可根据基因组的位置、编码序号等信息进行浏览，数据库提供了80多个物种的基因组信息，可视化，内容齐全，人们还可根据需要加入注释信息。

现在网站增加了新冠感染专题。里面有加州大学圣克鲁斯分校基因组研究发布的新型冠状病毒的完整生物分子代码，供全世界的研究人员使用。

例如图2-20中，将COVID-19截至2020年5月的传播轨迹进行了结构化的存储。

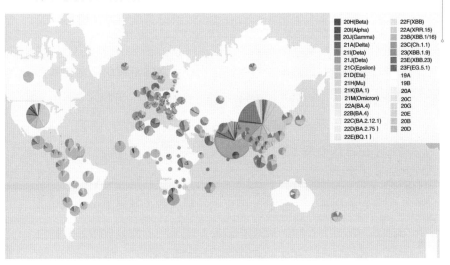

图2-20　传播轨迹

目前，人工智能机器学习方法已经被广泛应用于基因组学研究中。主要在利用基因数据库中的数据作为训练集，对数据的类型和应答结果进行预测。深度学习模型的学习能力强并且灵活，在适当的训练数据下，深度学习可以在较少人工参与的情况下自动学习特征和规律。

例如白细胞异常色素减退综合征（chediak-higashi syndrome，

CHS）是常染色体隐性遗传病，全世界报道的病例约500例。白细胞异常色素减退综合征临床表现包括眼部和皮肤褪色，眼结膜、头发和皮肤色素减少，免疫功能降低引起的皮肤和呼吸道反复感染、皮肤黏膜出血。80%～85%的白细胞异常色素减退综合征发展至加重期，表现为发热、淋巴结和肝脾肿大、贫血和血小板减低。几乎所有的白细胞异常色素减退综合征都会出现感知能力下降、平衡失调、运动和知觉功能降低等神经系统症状。

白细胞异常色素减退综合征诊断主要依靠上述临床症状，特征性的实验室检查发现是外周血细胞内巨大颗粒结构。溶酶体运输调节基因是白细胞异常色素减退综合征的致病基因，基因检测有助于在分子层面确诊。测序分析可检测出90%的基因变异，例如两个基因片段MLPA和qPCR可发现基因改变缺失和扩增。有实验室推出包括溶酶体运输调节基因在内的10多个基因二代测序检测包，用于白细胞异常色素减退综合征诊断和鉴别诊断。

面对数据库中海量的基因序列数据，相比于人工，人工智能方法更为精确且高效，因而在调控基因组学、变异检测、致病性评分中获得广泛应用。深度学习可以提高基因组数据的可解释性，并将基因组数据转化为可操作的临床信息，从而改善疾病诊断方案，了解应该使用哪些药物和给谁服用药物，最大限度地减少副作用和提高疗效。所有这些都要求从基因组原始数据开始进行分析，这是一项非常耗时的过程，因为涉及的变量太多了，而深度学习恰恰能帮助缩短这一过程。

六、音频数据

虽然听上去医学音频数据集涉及的信息很少，但是对于医疗诊断及规律探索等方面有其重要意义，因为它们提供了关于患者健康的有价值的信息。音频数据可用于检测和监测各种健康状况，如心肺疾病、睡眠呼吸暂停和神经系统疾病。例如，在诊断心脏和肺部疾病时，心脏和肺部声音的音频记录可以提供关于异常声音（例如杂音、爆裂声和喘息声）反映的信息，这可以提示潜在的健康问题。类似地，语音和语言的音频记录可以用于检测神经疾病，如阿尔茨海默病或帕金森病。

医学音频数据集训练的人工智能模型，可用于声音分析识别和诊断医疗状况、通过声音标志检测患者的健康变化，甚至开发利用声音进行诊断和治疗的新医疗设备等任务，例如研究人员开发了一种利用声波识别前列腺癌症的设备，这种设备能提高诊断的准确性。

医学音频数据集可以与其他信息相互补充，拥有不可忽视的价值。研究人员据此可以开发准确可靠的诊断工具，帮助医疗保健专业人员作出更准确的诊断和更明智的治疗决策。因此，医疗音频数据集是人工智能医疗技术发展的关键组成部分。

（一）胸壁肺音数据集

约旦科技大学的研究员利用电子听诊器，高质量地记录下健康以及不健康的患者的胸壁肺部声音，同时在各个有利位置检查胸壁的录音，构建了包含哮喘、心力衰竭、肺炎、支气管炎、胸腔积液、肺纤维化和慢性阻塞性肺病共7种疾病的数据集[21]。受检者的听诊器位置由进行诊断的医生决定。从听诊器提取的录音，通过3种不同频率的过滤器，以强调不同频率范围的声音，如图2-21。

　　该数据集可用于设计检测肺部疾病的自动机器学习算法。这些数据提供了来自112名经历多种肺部健康状况的受试者的真实肺部声音记录（其中包含35名健康人员和77名不健康患者，女性43人，男性69人）。此外，音频文件通过不同方式去除噪声，可以利用机器学习的特征提取技术，开发和测试新的机器学习算法。同时，这些数据对于培训卫生专业人员的听诊技能很有用，听诊器文件可以重复用于专业教育和培训。

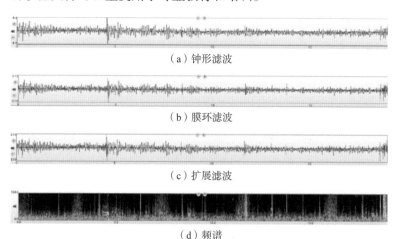

（a）钟形滤波

（b）膜环滤波

（c）扩展滤波

（d）频谱

图2-21　胸音文件声谱

（二）心跳声数据集

以作为挑战赛数据集发布于Kaggle平台的心跳声数据集为例，最初是为了对心跳声音进行分类的机器学习挑战。数据的来源主要有两个：一是通过iStethoscope Pro iPhone应用程序从普通大众中收集，二是在医院使用数字听诊器DigiScope进行临床试验时从患者中收集。两个子集有超过1 200条音频数据。该数据集涉及两个基本任务：一是在音频数据中定位S1（lub）和S2（dub）声音，分割两个数据集中的正常音频文件；二是将数据分为4种类别的心脏音频。

利用人工智能，研究人员可以分析大量数据，以识别仅通过人工分析难以或不可能检测到的声音类型。这可以辅助医生更准确地诊断疾病，以及对心血管疾病患者制定更有效的治疗策略，实施个性化治疗。

此外，还有例如PriMock57（临床医患对话的自动转录，该数据集包含57次模拟初级保健咨询，包括录音和相关的咨询笔记）。这类医患对话方式的数据集，在自动语言识别的研究中有较大价值，再结合ChatGPT等聊天对话模型，能够自动生成临床医患对话文本，从而更好地理解并提取对话的主要信息、生成摘要以供快速集中的信息整合，为其他潜在医疗咨询提供支撑。

虽然医学音频数据集确实给研究和诊断带来一定价值，但是与其他类型的医学数据（如医学图像或文本）相比，音频数据集在医学人工智能模型中的使用相对较少。其原因如下：

（1）与其他类型的数据相比，医学音频数据的收集更加困难和昂贵。例如，收集高质量的心脏和肺部声音通常需要专门的设备和具有专业知识的医师操作。

（2）与其他类型的数据相比，医疗音频数据的解释可能更主观。不同的临床医生可能会根据他们的经验和训练对相同的声音作出不同的解释，这可能会导致标签和分类上的差异。

（3）与其他类型的数据相比，专门针对医疗人工智能中音频数据的使用的研究较少，这导致用于处理和分析医学音频数据的现有方法和工具可能更少。

然而，尽管存在这些挑战，人们对在人工智能应用中使用医疗音频数据的兴趣越来越大，并且正在努力研究和开发高质量的音频数据集。

七、视频数据

人工智能技术的使用正日益推动医疗的研究和发展。然而，在将大规模视频数据引入、介入医学治疗方面却进展较慢，主要原因在于视频数据集规模较大，注释难度大，且没有明确的统一标准注释；并且复杂的分割模型也使得进一步临床转化更具挑战性。

但是随着手术室感知决策支持的发展，人工智能在分析手术工作流程活动并进一步辅助决策中显现出巨大潜力。

（一）内窥镜胆囊切除手术视频数据集

CholecT50[22]是一个内窥镜胆囊切除手术视频的数据集，其目的是在腹腔镜手术中进行精细化的动作识别研究。该数据集是一个50个视频的集合，包括来自Cholec80数据集的45个视频和来自同一手术过程的内部数据集的5个视频，并有100个动作三元组类别的注释。

通俗地讲，细粒度指的是将业务模型中的对象加以细分，从而得到更科学合理的对象模型，直观地说，就是划分出很多对象。而动作三元组是一种标签，以工具、动词、目标的形式表示细粒度的活动。在这个数据集中，上述三元组是由6个工具、10个动词和15个目标类组成，在1fps（frames per second，每秒传输帧数）的视频帧中产生了超过151KB的三元组实例。这种标注方式对于开发和评估用于识别腹腔镜胆囊切除术中仪器–组织相互作用为目标的算法，具有积极的意义。

胆囊切除术的记录由两位外科医生使用B-com研究所的软件Surgery Workflow Toolbox-Annotate6进行动作三元组注释。注释者在时间轴上为每个确定的动作设置开始和结束，然后分配给相应的仪器、动词和目标类标签。当相应的仪器退出画面，或者动词或目标发生变化时，一个动作就结束了。

大多数现有工作在粗粒度级别（例如阶段、单个动词等）识别手术动作，遗漏了分析手术工作流程所需的一些详细信息。因此，CholecT50数据集提出了更加精细的新目标，将手术动作识别为工具、动词和目标的三元组，从而提高模型在辅助决策方面

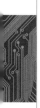

的细致性与准确性。通过开发算法直接从提供的手术视频中识别动作三元组，这项新颖的挑战意味着手术细粒度活动识别的大突破，并将在计算机辅助手术中建立一个新的有前途的研究方向。

在内窥镜视频中进行手术工作流分析的所有现有框架中，动作三元组识别脱颖而出，是唯一一个旨在提供关于手术活动的真正细粒度和全面信息的框架。这些信息以组合的形式呈现，要准确识别非常具有挑战性。首先，三元组很难单独识别；其次，在该任务中，不仅需要同时对所有3个三元组进行识别，还需要正确建立它们之间的数据关联。

为了完成这项任务，计算机视觉领域的研究者引入了很多新模型。例如Rendezvous（RDV）[22]，它通过利用两个不同级别的注意力机制直接从手术视频中识别三元组。它首先引入一种新形式的空间注意力来捕捉场景中的单个动作三元组，称为类激活引导注意机制（CAGAM）。它将注意力从已知的环境特征传播到未知的环境特征，从而增强未知环境的相关模式发现。同时为了解决关联问题，研究者在RDV模型添加了一种受Transformer网络启发的新形式的语义关注，称为混合多头注意力机制（MHMA），该技术使用多个交叉注意力和自我注意力来有效地捕捉工具、动词和目标之间的关系。

（二）医学视频分类数据集

MedVidCL（medical video classification）数据集包含了6 617个视频，这些视频被注释为"医学教学""医学非教学"和"非医学"类。构建MedVidCL数据集采用了两步法：首先，由健康信息学专家标注一些视频，这些视频会被用来训练一个将视频分类为上述3类的机器学习模型；其次，用这个机器学习模型分类剩余视频，但只使用高置信度的视频，随后健康信息学专家评估模型预测的视频类别，并在必要时更新类别。

智慧医疗的关键目标之一是开发一个多模态系统，促进使用自然语言查询与视觉世界（即图像、视频）的交流。近年来，大规模语言–视觉数据集的引入和高效的深度学习技术的发展，为语言和视觉理解之间架起了桥梁。许多视觉和语言任务都得到了改进，如视觉字幕、视觉问题回答和自然语言视频定位。在这些任务中，给定一个视频系统要从中检索出关于视频内容的自然语言问题的答案。研究认为，只预测自然语言的答案似乎并不能反映现实世界，人们通过自然语言的问题进行互动，并期望从视频中定位的时刻来回答他们的问题。随着人们对人工智能支持临床决策和提高病人参与度的兴趣日益浓厚，研究者正开发高效的医学语言–视频理解算法。

MedVidCL数据集[23]可以促进能够理解医疗视频并为自然语言问题提供视觉答案的系统的研究。医疗视频可以为许多医疗急救和医疗教育问题提供最佳答案。医学视频分类（MVC）和医学视觉答案定位（MVAL）这两个任务侧重于跨模式（医学语言和医学视频）理解，该数据集将支持开发复杂的下游应用，使公众和医疗从业人员受益。包括MVC任务的6 117个视频和MVAL任务的3 010个问题和答案，这些视频均由健康信息学专家进行标注。此外，MedVidCL数据集对每个任务进行了基准测试，并提出了多模态学习方法，为未来的研究设定了竞争基准。

八、小结

近年来，自然语言处理和计算机视觉技术的快速发展对医学领域作出了重大贡献。随着大量数字医疗数据的生成和收集，医疗保健提供者、研究人员和患者迫切需要先进的分析工具，以帮助他们作出更明智的决策。这就是人工智能的作用所在，自然语言处理和计算机视觉在处理和分析不同类型的医疗数据方面发挥着关键作用。

自然语言处理技术用来从医学文本数据（如电子健康记录和医学文献）中分析和提取有价值的信息。例如，训练自然语言处理模型来识别医学概念和它们之间的关系，并预测某些医疗程序或治疗的结果。这些模型还可用于自动化编码和文档编制，减少医疗保健提供者的工作量，并使他们能够专注于患者护理。

在计算机视觉领域，相关技术可被用来分析和解读医学图像，如X射线、电子计算机断层扫描和磁共振成像。计算机视觉算法可以检测医学图像中的异常和其他模式，并帮助放射科医生和其他医疗保健提供者作出更准确的诊断。例如，已开发出的深度学习模型，可以在乳房X射线片中高准确度地自动检测癌症，减少放射科医生的工作量。

医学数据集在人工智能领域非常重要，因为它们是开发出能够大规模分析和理解医学数据的AI模型的基础。这可以改善医疗保健效果、降低成本和加快医学研究。其中数据集作为开发和评估自然语言处理和计算机视觉模型的关键资源，包括不同类型的医学数据，例如医学图像、文本数据和基因数据。同时，也不可忽视非主流数据集，比如医疗音频、视频数据集，此前这类数据集由于获取难度大、制作成本高、产生效果差等原因，并不是科研和临床诊断的可靠帮手。但实际上随着医疗工业化水平的提高，各种医疗设备的生产革新，智慧医疗概念的逐步推广，大大提高了多样的医疗数据集的可用性。研究人员和医疗保健提供商可以开发先进的分析工具，以提供更准确和个性化的医疗保健等服务。

　　总之，随着更先进的自然语言处理和计算机视觉技术被应用于不同类型的医学数据，医学领域与人工智能之间的关系越来越密切。医学数据集是上述这些进步的关键资源，它们在发展对疾病潜在机制的新见解、改善诊断和治疗及最终改善患者疾病方面发挥着至关重要的作用。

第三章

各显神通：
医疗中的
典型应用

一、概述

"智慧医疗"源自IBM于2008年提出的"智慧地球"概念。它是在生命科学和信息技术迅速发展的基础上，将物联网、云计算等高科技技术充分应用于诊断、治疗、康复、支付、卫生管理等环节，医疗信息完整、跨服务部门、以病人为中心的医疗信息管理和服务体系日趋成熟，正逐步实现医疗信息互联、共享协作、临床创新、诊断科学等目标。

随着医疗数据规模的不断扩大，人工智能技术与医疗领域进一步融合，在老年病学、睡眠医学、电子病历等多个医疗细分应用场景中发挥了重要的辅助作用。实时监测、云传输技术帮助实现医疗信息的实时快速传输，自然语言处理技术帮助实现病历、影像、病理等各项报告的智慧管理，语音识别技术帮助实现语音录入病历、医院导诊等服务，医疗影像诊断技术帮助实现智能阅片、判图诊断等，生物3D打印技术、医用机器人技术帮助实现更加精准的手术操作，同时辅以可视化、数字化、自动感知、实时感知等技术，大幅降低医疗资源的压力，提升工作效率。

二、老年病学

目前，人口老龄化已成为世界很多国家面临的严峻挑战。由于老年人的发病率高，且老年病常常由多种原因引起，对于医疗保健和生活服务的需求较高，如图3-1；因此，将人工智能技术引入老年病学的领域，将对各国有效应对人口老龄化困扰、缓解医疗资源紧张问题产生深远影响。

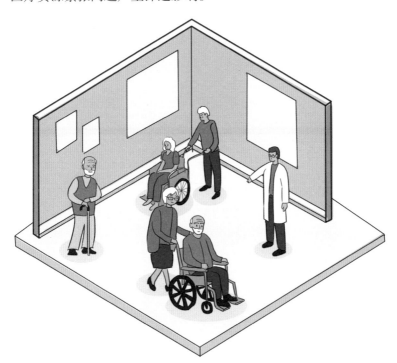

图3-1　人口老龄化

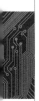

随着人工智能技术的高速发展，早期的检测和干预、个性化护理等技术已经变得更加实用。人工智能可用于远程监控老年人的健康状况，使医疗保健人员可以实时检测健康状况的变化，并在必要时进行早期干预，以减少住院的需求，提高老年人的护理质量，尤其是利于那些生活在偏远地区或生活不便的老年人。人工智能技术还被广泛运用于检测老年病的早期迹象，如阿尔茨海默病、心脑血管疾病、骨质疏松等，通过早期的发现并尽早地干预，以获得最佳的治疗效果。同时，人工智能算法还可以根据老年人的病史、生活习惯和其他因素等制定个性化的护理方案，从而提高老年人的生活质量。

（一）阿尔茨海默病

数据显示，阿尔茨海默病和其他痴呆症是我国第五大死亡原因，目前我国60岁及以上人口阿尔茨海默病患者约有1 000万，平均每年有30万新发病例。由于阿尔茨海默病病程较长，在发病前20年就会出现病理改变，而在确诊时一般都已错过最佳的治疗时间，因此迫切需要寻找预测早期阿尔茨海默病的方法，识别痴呆高风险人群，及时开展预防及干预，进而延缓病程进展，降低疾病负担。

2022年9月，复旦大学的科学家利用生物医学大数据与人工智能算法开发了全新的名为UKB-DRP的痴呆风险预测模型，只需在相关页面中输入待测个体的相关信息，就可以评估5年、10年甚至更长时间的痴呆发病风险，如图3-2。伦敦帝国理工学院的研究人员开发了一种人工智能技术，采用无监督算法，通过分析大脑内的结构特征，包括以前与阿尔茨海默病无关的区域，通过单次磁共振成像扫描诊断阿尔茨海默病[24]。结果显示，仅基于磁共振成像扫描，算法就可以准确预测患者是否患有阿尔茨海默病，准确率高达98%。它还能够以79%的准确度在患者中区分早期和晚期阿尔茨海默病。

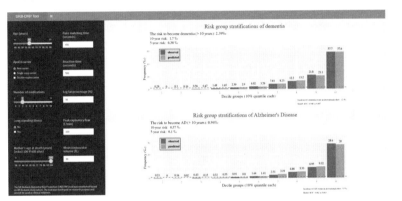

图3-2 UKB-DRP模型

除了预防，科研人员还利用人工智能技术开发新的治疗方法以及进行疾病状态的监测。来自麻省总医院（Massachusetts General Hospital，MGH）和哈佛医学院（Harvard Medical School，HMS）的团队开发了一种基于人工智能的方法，用于筛选目前可用的药物，作为阿尔茨海默病潜在的治疗方法。他们开发了一个"阿尔茨海默病药物再利用"（drug repurposing in alzheimer's disease，DRIAD）的框架，帮助临床研究关注最有希望的药物[25]。

Beacon Biosignals公司在阿尔茨海默病协会国际会议（alzheimer's association international conference，AAIC-2022）

上发表了一种机器学习算法，经过训练可以检测阿尔茨海默病患者的病程变化，识别处于快速进展期的阿尔茨海默病患者[26]。

以上只是人工智能技术如何被用于治疗阿尔茨海默病的几个例子。随着不断的研究和开发，我们可以期待在未来看到更多人工智能领域的创新方法被用来诊断和治疗这种疾病。

（二）心脑血管疾病

心脑血管疾病已成为中老年高危疾病的"元凶"。《中国心血管健康与疾病报告2020》显示，我国心脑血管疾病的患病率处于持续上升态势，目前患病人数约3.3亿。因此落实好早发现、早诊断、早治疗，对于心脑血管疾病的治疗有着重要的意义。

如今，人工智能在提高心脑血管疾病的诊断和治疗能力上展现出了极高的潜力。

最常见的应用是图像分析。人工智能算法可被用于分析超声心动图、磁共振成像、CT图像等，如图3-3，以辅助诊断心脑血管疾病，例如检测血管堵塞、识别心脏病并评估风险等。达摩院医疗AI团队在国际计算机视觉与模式识别会议（IEEE/CVF conference on computer vision and pattern recognition，CVPR）2020上发表的论文中，提出了一个基于图卷积网络的模型用于自动识别心脏冠脉血管树中的各类血管，寻找血管病灶。该模型借助人工智能技术和计算机快速准确地分析3D影像，从而提高临床医生的诊断效率[27]。

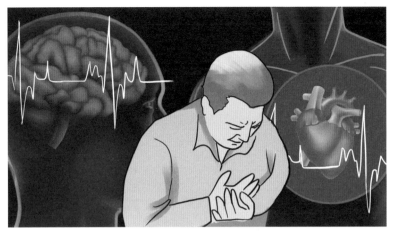

图3-3　分析心脑血管疾病

　　除此以外，人工智能算法还可用于预测人群患心脑血管疾病的风险。算法通过分析病史、生活方式和遗传信息等因素，进而识别出心脑血管疾病的高风险患者，并为预防和治疗提供个性化建议。例如，北京大学临床研究所团队在2021年发表了一篇论文，介绍了一款基于40万中国人健康数据开发的人工智能算法模型，该模型可以通过观察眼底照片估算个体未来10年发生缺血性心脑血管疾病的风险[28]。

　　同时，人工智能驱动的可穿戴设备可用于远程监测心脑血管疾病患者。这些设备可以收集心率、血压和血氧饱和度等数据，并使用人工智能算法检测这些可能反映疾病恶化的指标，这使得医生能够更早地介入并预防并发症。美国加州大学圣地亚哥分校的徐升等[29]研究者在2023年报道了一种可穿戴式超声设备，可用于连续、实时和直接的心脏功能评估，并且通过人工智能自动处理图像，从连续的图像记录中自动提取关键参数，对心脏状态进行动态监测。

人工智能医疗保健公司Viz.ai就于近期推出了新款AI软件——Viz Vascular Suite，该软件可以帮助血管医疗护理团队对病人进行自动检测和分类护理，如图3-4。

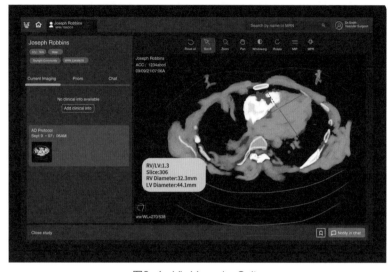

图3-4　Viz Vascular Suite

该软件利用人工智能技术对CT、心电图等影像的一系列自动分析，可用于辅助诊断疑似肺栓塞、右心室受限、主动脉夹层等疾病。同时，当发生可疑情况时，该程序还可以自动向医疗机构发出警报。

在心脑血管疾病领域，我国有着庞大的患者群体和丰富的临床病例，这为人工智能技术在该领域的应用提供了广阔的空间。通过对大规模数据的深入挖掘和分析，人工智能技术可以为医疗数字化和智慧化的发展赋能，为健康中国建设作出更大的贡献。

（三）生命体征云监测

生命体征监测设备包含几个传感器，譬如CarePredict公司开发的名为Tempo的AI驱动手环（如图3-5），可以跟踪和检测老年人的各种日常活动和行为，包括吃饭、喝水、梳洗、睡觉、走路和锻炼等。设备收集的数据被传输到云平台，在那里，人工智能算法对数据进行分析，从而检测老年人的活动水平、饮食习惯和睡眠等行为模式的变化，以及检测是否跌倒和其他安全事件。便携式的监测手环像手表一样戴在手腕上，其显示屏可以提示潜在的健康问题及功能状态的变化。

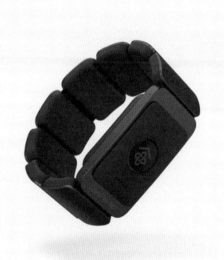

图3-5　Tempo手环

便携式监测设备通常还会提供一个可以远程监控的App，让家庭成员和医护人员可以实时了解老年人的活动和行为。当检测到行为变化时，App还可以发出警报通知，从而实现早期干预和预防性护理。

类似的可穿戴设备还有以色列远程诊断系统Earlysense、人工智能医疗公司Zanthion发布的可穿戴设备等。这些工具和平台为老年人的健康监测提供助力，使得云检测生命体征、及时进行医疗干预走进我们的现实。

三、睡眠医学

睡眠是人类生命活动中不可或缺的重要环节，占据了生命周期的1/3。它不仅是身体健康和心理健康的基石，还是高效学习和工作的保证。睡眠科学作为生命科学的新热点，近年来发展迅速。2022年2月，国家卫健委表示，睡眠医学在基础和临床研究方面都取得了积极成效，提供睡眠健康相关医疗服务具有重要的现实意义。

睡眠障碍包括失眠、嗜睡症、呼吸睡眠障碍、异态睡眠等，与高血压、脑卒中、糖尿病、记忆障碍、帕金森、抑郁焦虑等疾病的发病密切相关，甚至导致猝死、自杀、安全和交通事故的高发，造成严重的社会和家庭负担。人工智能技术在睡眠医学领域具有巨大的应用潜力，通过分析睡眠医学中的大量数据，利用具有深度学习能力的算法系统，通过智能终端、数据管理系统、移动医疗设备和医疗健康应用软件，能够实现对于脑电图（electroencephalogram，EEG）、多导睡眠图（polysomnography，PSG）、活动记录仪记录等多项检测数据的网络接入，同时对患者的睡眠数据、评估量表、用药及随访数据等进行智能的监护和跟踪。

人工智能应用正在越来越多地成为诊断和治疗的工具，在协助从医人员制定个性化临床诊疗方案、早期预测疾病、监测病情进展等方面发挥着重要作用。同时，基于人工智能技术构建的居家监测系统，利用便携式设备实现对睡眠状态的监测和对温度、湿度、光照等睡眠环境因素的采集，再对环境进行调节，为用户提供个性化、舒适化的睡眠环境，并能及时反馈用户的睡眠问题。

（一）阻塞性睡眠呼吸暂停筛查

阻塞性睡眠呼吸暂停低通气综合征（obstructive sleep apnea hypopnea syndrome，OSAHS）是一种由于睡眠呼吸障碍引起的综合性疾病，典型症状为睡眠时打鼾、呼吸反复短时暂停，伴随白天精神不振、注意力下降、情绪波动大和食欲不振等症状，严重者可导致高血压、脑卒中、缺血性心脏病等疾病。据国家卫健委发布的数据，OSAHS的发病率逐年上升，患病率为3%～7%。

气道解剖结构异常是OSAHS发生的主要原因之一，其他危险因素还包括咽部软组织肥大、舌体肥厚、上下颌发育异常等。研究证实，上气道解剖结构异常导致的反复性气道阻塞和塌陷是OSAHS发生发展的主要因素，如图3-6。鼻腔位于上气道起始部，鼻腔狭窄是引起上气道阻塞的重要原因，而咽喉部由于缺乏骨性支撑，主要依赖内部肌群的扩张和收缩来维持气道管径稳定，咽腔形态和解剖结构异常程度往往与OSAHS严重程度相关。

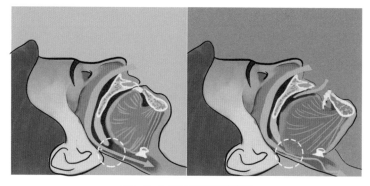

图3-6 气道阻塞的解剖结构

在临床中，许多OSAHS患者因为鼻塞、睡眠时张口呼吸等原因而到耳鼻喉科就诊，医生多采用MRI、CT或喉镜的方法明确气道结构变化，并给予外科手术治疗。然而，对于早期或轻中度OSAHS患者，可能由于症状不明显或尚未影响生活而错过最佳疾病干预时间，且对于大面积疾病筛查而言，上述方法存在操作复杂、成本较高及效率较低等局限性。由于解剖结构和疾病特点的影响，OSAHS患者常常具有较为典型的面容特征，如肥胖、颈粗、鼻畸形（鼻中隔偏曲、鼻甲肥大）、下颌畸形（短小、后缩）、腺样体面容等。部分患者由于长期张口呼吸还会出现上颚高拱、牙列不齐、嘴唇变厚、眼间距增宽等口呼吸面容。

考虑到患者的这些典型特点，科学家们探索使用人工智能技术进行面容特征识别，进而实现对该疾病进行大面积筛查。

首都医科大学的团队利用患者照片和年龄、性别、体重指数（BMI）等数据进行了OSAHS疾病筛查诊断。研究人员结合计算机视觉算法对不同角度的人脸图片进行特征提取，同时结合分类神经网络对年龄、性别等临床体征变量进行分析判别，实现对患者OSAHS的预测及概率评估。该技术仅利用面部图像和少量体征信息就能够做出评估，大大降低了OSAHS的筛查门槛和筛查成本，可在社区基层医院或其他公共场所对海量人群实现快速、便捷、低成本的识别，甚至有可能实现全民疾病排查。

（二）实时睡眠分期

根据美国睡眠医学学会（American Academy of Sleep Medicine，AASM）的标准，睡眠可分为5个时期，分别是清醒期（W）、N1期、N2期、N3期和快速眼动（rapid eye movement，REM）期。睡眠分期是一系列睡眠疾病诊断的基础，例如快速眼动睡眠行为障碍（rapid eye movement sleep behavior disorder，RBD）是一种以伴随梦境和肢体活动为特征的睡眠疾病，发作时丧失正常REM睡眠时伴有的肌张力抑制而代以和梦境一致的运动活动的梦境行为。

利用人工智能技术进行睡眠分期，可提高睡眠分期的效率，满足患者主动健康需求。目前主流的自动睡眠分期方法可分为传统机器学习方法和新型深度学习方法。前者依赖手工设计的特征和大量先验知识，典型方法包括SVM、RF等；后者应用深度学习模型来优化自动睡眠分期，如通过卷积神经网络和双向长短时记忆神经网络在时频域进行自动提取特征，结合不同时期的睡眠信号，提高睡眠分期的准确率。

　　睡眠记录仪是运用人工智能算法对脑电波进行实时睡眠分期的穿戴式多导睡眠监测设备，可监测受试者的睡眠脑电、血氧、脉率、体位、体动等生理指标。譬如图3-7所示的额贴式睡眠记录仪，能帮助医院精准采集受试者睡眠期间的生理数据信息，提供实时、连续的AI睡眠分期分析服务，并自动完成数据采集、上传及分析反馈。

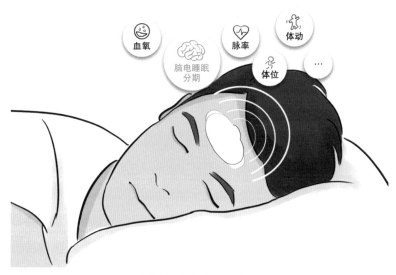

图3-7　额贴式睡眠记录仪

　　此类设备能够为医生提供快速、精准的睡眠监测AI分析报告及睡眠障碍诊断参考意见，可用于评估受试者睡眠质量，包括睡眠时长、入睡潜伏期、觉醒次数和时间、睡眠效率、睡眠维持率、各期睡眠比例等，还可用于睡眠障碍类疾病，如OSAHS、中枢性呼吸障碍等睡眠呼吸类疾患的筛查，也可用于失眠人群、儿童、孕产妇、慢性病人群等群体的睡眠障碍及睡眠紊乱筛查。

（三）智能家居与智能睡眠

除了在临床诊疗中广泛使用人工智能辅助技术，在智能家居产业，智能睡眠系统也成为打造智能生态的重要组成部分。2019年，国家卫健委发布《健康中国行动（2019—2030）》报告，围绕疾病预防和健康促进两大核心问题，将改善全民睡眠质量作为实现健康中国的重大专项行动之一。

近年来，国人的睡眠呈现出晚睡、短睡、浅睡的趋势，其中以年轻人睡眠问题最为突出，常常出现熬夜、失眠等现象。信息爆炸时代，干扰睡眠的因素越来越多，城市化的高速发展打乱了人们的睡眠节律，家庭、职场、社交和生存的压力催生了焦虑，精神压力大、过度劳累等成为导致睡眠紊乱的重要因素。而睡眠障碍会引发许多健康问题，如免疫力下降、白天疲劳、记忆力减退等。

随着传感器技术和智能技术的不断进步，通过智能设备，用户能够更好地了解自己的睡眠习惯，同时改善自身的整体健康状况。波兰Inteliclinic公司开发了能监测EEG脑电波、心率、血氧饱和度、体温和呼吸率的Neuroon Open眼罩，基于收集的实时睡眠数据对睡眠进行分期，让用户了解一段时间内的睡眠习惯，改善睡眠质量。Neuroon Open眼罩还可以引导清醒梦，当检测到快速眼动期时，它能够通过灯光、声音和振动等干涉来触发大脑活动，使做梦者意识到自己在做梦。美国加州的SleepScore Labs睡眠研究公司开发了SleepScore Max非接触式睡眠监测仪，可收集用户睡眠信息和卧室光线、温度、声音等环境因素，跟踪并分析睡眠模式和睡眠周期，计算睡眠质量，根据睡眠目标进行个性化设计并提供可行的睡眠建议。

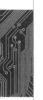

四、电子病历

电子病历（electronic medical record，EMR）是患者在医疗机构诊断治疗全过程的电子记录，包含了丰富的数据信息，为医生进行诊断和治疗提供了重要的依据[30]，如图3-8。作为医疗信息化的重要组成部分，电子病历可以提高医疗服务的效率和质量，为医疗机构和患者提供更加优质的服务。

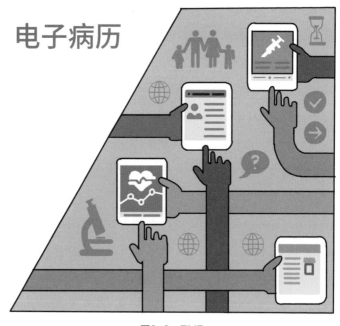

图3-8　EMR

人工智能在电子病历上有诸多应用，在辅助医生工作的同时，也推动了医院信息化的发展。人工智能领域的语音识别（speech recognition，SR）、自然语言处理等技术已成功应用于电子病历，可为智慧医疗诊断提供帮助，从而提升医生工作效率，是人工智能医疗应用发展的重要方向，有着非常重要的意义与价值。

目前，大多数医疗机构推广应用了电子病历系统，过去使用的纸质手写病历可以通过光学字符识别（optical character recognition，OCR）实现电子化。但是手写病历中包含大量医学专业术语及其简称、拼写笔误等，即使是人也难以阅读并理解，将传统的OCR技术直接应用在手写病历上往往效果不佳。

随着深度学习在人工智能领域的发展，许多神经网络被用于光学字符识别，可以实现对手写和电子病历中文字的识别。阿里巴巴集团控股有限公司在2019年申请了一项名为"电子病历中实体的识别"的发明专利。专利公开资料显示，利用该专利技术训练的一个BiLSTM-CRF模型，能够高效地识别手写病历和电子病历中的文字，并在实际应用中取得了良好的效果。这项技术不仅可以提高医院的自动化程度，还能够避免手写病历难以辨认而造成的错误。

语音识别实现了语音信息到对应文本信息的转换，如图3-9。随着近年来的不断发展，语音识别准确度已达到相当高的水平，并已经广泛应用于包括医疗在内的多个领域。

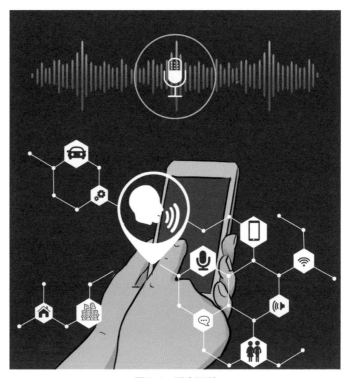

图3-9　语音识别

　　语音识别为医疗信息录入电子病历提供了新的思路，可应用于门诊医生录入病人信息、超声医生录入检查报告等多个医疗应用场景，如图3-10。目前，科大讯飞、云知声、Google、亚马逊（Amazon）等国内外公司都推出了应用于电子病历的语音识别相关产品。例如科大讯飞推出的AI电子病历系统围绕医疗全流程提供服务，提升医生的病历录入体验与效率。云知声推出的语音电子病历系统，基于语音识别相关人工智能技术，让医生可以通过口述的方式将患者信息在内的诸多信息数据输入电子病历，提供了一种便捷的电子病历输入方案。

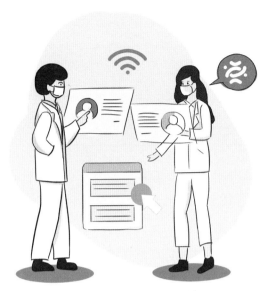

图3-10 语音电子病历系统

　　自然语言处理研究对象是计算机和人类语言的交互，其任务是理解人类语言并将其转换为机器语言[31]。自然语言处理的相关研究包括机器翻译、智能问答和文本分类等方面，有着广泛的应用前景与研究价值。

　　目前，已经有不少将自然语言处理应用在精神科疾病的研究。精神科病历有着独特的内容要求，除了一般病历所具有的患者信息外，还有精神检查等内容，且个体差异较大[32]。R. H. Perlis等人[33]使用自然语言处理对重度抑郁症患者的记录进行分类研究。

　　此外，通过自然语言处理技术将消化科内窥镜检查报告结构化[34]，这是实现电子病历结构化的一种方式，也是自然语言处理在电子病历上的另一个应用实例。

人工智能技术也已应用于眼科电子病历数据[35]。随着电子病历的广泛应用，医疗机构积累了大量的临床数据。在眼科电子病历系统中，数据量的迅速增长及数据本身的复杂性和异质性，使得有效利用这些数据成为一个具有挑战性的任务。而人工智能技术为分析和利用这些多模态数据提供了有效的方法，可以用来改善眼科疾病的医疗诊断、风险评估以及进展预测。

目前，已经有利用电子病历数据的人工智能技术应用于改善青光眼诊断、糖尿病视网膜病变的风险评估等方面。在未来，随着技术的改进和电子病历数据质量的提升，相信基于电子病历数据的人工智能技术会更加广泛地应用于眼科疾病领域，帮助更多的患者。

以上是人工智能技术应用于电子病历的一些实例。人工智能中的语音识别、自然语言处理等技术也已应用在电子病历中，取得了令人瞩目的效果。人工智能在电子病历中的应用可以辅助医生更加高效地工作，提高医疗服务的效率和质量，是医疗领域智能化发展的重要方向。

五、肿瘤医学

肿瘤学是一门研究肿瘤形成、发展、治疗和预防的学科，涉及肿瘤分子、细胞、组织学和临床表现等各个方面，如图3-11。其主要任务是通过对肿瘤的病理生理学、分子生物学和遗传学的研究，以及对肿瘤患者在诊断、治疗和康复方面的综合管理，提高肿瘤患者的生存质量，延长其生存期。

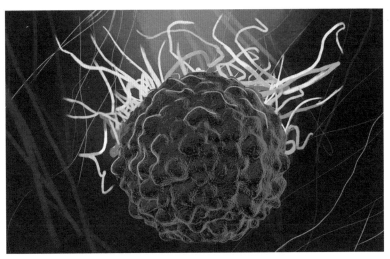

图3-11　肿瘤医学

　　由于肿瘤医学涉及病理学、放射学、药理学、遗传学、免疫学等学科领域，其治疗往往需要跨学科的咨询。例如在会诊中，多位肿瘤外科医生、肿瘤内科医生、病理医生和放射科医生一同讨论癌症患者的病情，并根据患者的身体、心理、情绪、经济和社会因素制定最合适的治疗计划。这意味着肿瘤治疗需要不同科室的共同参与，需要跨学科的医学专家合作诊治。相比于其他疑难重症，肿瘤治疗对专家的专业知识有更高要求。

　　随着学科的发展与科技的进步，很多先进的技术可以应用于医学肿瘤学，如辅助医学影像诊断、制订个性化治疗方案、手术操作、药物研发等。而人工智能技术的介入，可以从更多的方向辅助肿瘤医学。人工智能模型表现出的强大处理能力可以很好地应对肿瘤学领域庞大的数据处理需求，适用于肿瘤学领域的多个应用场景，包括风险预测、检测、诊断和治疗等[36]。计算机视觉、深度学习或传统机器学习等技术都能够应用在肿瘤学领域，通过对医学影像数据的学习，辅助医生诊断与治疗，这些技术在肿瘤学领域有着广阔的应用前景以及极高的价值。

（一）学术研究

医疗人工智能作为国内外研究的热点，具体到肿瘤医学方向，学术界将大量的注意力放在对医学影像中病灶的标注，从医学图像中分割肿瘤可以帮助改进诊断方案和治疗计划、提高生长率预测的准确度。利用这些数据训练的人工智能模型可用来回答一系列问题，例如：这是恶性还是良性肿瘤？如果是恶性肿瘤，它的生长速度会有多快？它扩散了多远？治疗后还会复发吗？研究表明，人工智能有助于提高医生回答这些问题的速度、准确性和可靠性。

Nature 在2020年发表的一则刊文《人工智能是如何改善癌症诊断的》中指出，人工智能可以发现人类容易忽略的细微之处。文章援引了加州大学洛杉矶分校的放射科医生Kyung Hyun Sung对于全球普遍的医疗困局的观点：在前列腺癌MRI诊断方面，需要依赖具备丰富的放射学专业知识、拥有十年甚至更长临床实践的专家，而社区医院甚至一些大型综合医院目前几乎没有这样的条件。虽然没有研究人员预测人工智能会取代内科医生、放射科医生或病理学家，但随着人口老龄化、诊断测试可用性的提高以及对精准医疗的日益重视，机器学习可以帮助医生完成工作，识别高风险病例，并帮助他们对不确定的诊断作出决定。因此，人

工智能在癌症诊断中有着广泛的应用前景，并且有望为患者带来更好的治疗效果。

近年来，针对不同种类的肿瘤筛查、诊断和治疗，已经有多家知名研发机构和公司开发了基于人工智能的肿瘤学应用产品。

（二）眼内肿瘤

眼内肿瘤会影响患者的视功能甚至危及生命，一直受到医学界的高度重视。脉络膜恶性黑色素瘤起源于葡萄膜色素细胞，占葡萄膜恶性黑色素瘤的85%，是成年人最常见的眼内恶性肿瘤。早期发现、及时治疗，大多数患者可以保住眼睛，保留有用的视觉功能，甚至挽救生命。

目前，眼内肿瘤的诊断主要依靠眼底检查，结合各种影像学检查。眼底检查需要检查者本身具有足够的医学知识和丰富的实践经验，要从眼底照片上准确判读疾病信息，需要一个医生多年的实操经验，而这样的医生数量屈指可数。2018年，宝岛眼镜的母公司星创视界联合人工智能企业Airdoc等多家企业将AI筛查从眼底照相机延展至自动多功能综合检眼仪、数码裂隙灯，并在宝岛眼镜引进AI赋能眼底照相机、AI赋能数码裂隙灯、AI赋能综合检眼仪，以普及AI赋能的眼健康筛查。以Airdoc AI为例，其算法融合了300多名国内外眼科专家的专家知识，即使是缺乏眼科临床经验的检查者，只要正确地使用检查仪器即可在2 min内预测多种疾病，包括眼内恶性肿瘤、糖尿病、高血压等。

随着人们健康意识不断加强，越来越多的人开始主动选择进行健康筛查。眼底检查作为一项重要的健康检查之一，可以帮助人们及早发现眼底疾病和潜在的健康问题。而人工智能的介入显著降低了眼科检查的门槛，使消费者在眼镜店内即可享受不亚于眼科医师的健康筛查体验。

（三）癌症早筛

癌症的早期发现对于癌症患者的生存率有着非常重要的影响。对于重大疾病单病种或多病种的早期筛查，能够为个体化治疗提供精准解决方案和决策支持，如图3-12。在这方面，人工智能也取得突破性研究成果，在癌症早筛市场上已有产业落地。例如，Freenome开发的Multiomics Platform可帮助癌症患者实现对癌症早期信号的预警。

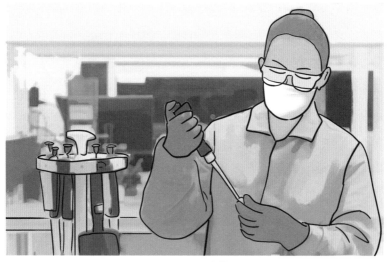

图3-12　癌症筛查

乳腺癌作为全球女性最常见的恶性肿瘤，严重威胁着全球女性的健康[37]。腾讯公司和多家医院联合协作，开发了腾讯觅影乳腺肿瘤筛查AI系统，对乳腺肿瘤的良恶性进行判别，辅助医生进行筛查，智能、便捷。除了乳腺肿瘤筛查系统外，腾讯公司还推出了早期肺癌筛查AI系统、早期宫颈癌筛查AI系统和早期食管癌胃癌筛查AI系统等人工智能医学影像方面的应用产品。

（四）肿瘤手术机器人

Intuitive Surgical公司研发的达·芬奇机器人手术系统旨在辅助医生实现复杂的外科手术。达·芬奇机器人手术系统由外科医生控制台、床旁机械臂系统和成像系统3个部分组成，可适用于泌尿外科、心胸外科、妇科等外科手术，可应用于肿瘤切除手术等场景。达·芬奇机器人手术系统可帮助医生增加视野角度、减少手部颤动，提高精确度，实现更加精准的手术操作。

总之，人工智能在肿瘤手术中可以提高手术的精确性、安全性和效率，有利于提高手术的疗效及促进恢复。

六、骨科医学

"智慧骨科"的建设是人工智能在医疗领域的又一应用。3D影像骨折检测、骨肿瘤识别、智能导航手术、骨科手术机器人等技术的出现，改进了传统的骨科诊疗和手术模式。新兴技术的出现使微创手术得到普及，提升了诊疗的精准化、智能化水平，提高了急危重症的治愈率，有力地推动了骨科医学的智能化进程。

（一）骨折检测

上海市第六人民医院医学影像科每年的医学影像检查量为75万～78万份，其中骨科患者的需求量尤其多。骨科的医学影像分析十分具有挑战，比如肋骨骨折，作为常见的胸部损伤，由于肋骨数量多且骨折后容易存在部分重叠，骨折情况相对复杂，仅仅依靠医师肉眼进行阅片，工作非常繁重。

联影智能联合多家医院，开发出骨折辅助检测系统，帮助医生进行肋骨定位、骨折检出与分类。2021年，联影智能CT骨折智能分析系统已经获批美国食品和药物管理局（Food and Drug Administration，FDA）上市前许可、欧盟CE认证和我国国家药品监督管理局（National Medical Products Administration，NMPA）医疗AI三类证。医生可以将患者的CT影像上传至该智能分析系统中，经智能系统比对，相应区域会出现不同颜色的高亮显示，绿色部分代表没有问题，黄色部分说明有骨折阳性的情况。智能系统实现了在每一层图像上自动标注肋骨标签，提供准确的量化分析，显著提高诊断效率，并从多方面降低了漏诊率。

（二）骨肿瘤识别

骨肉瘤是最常见的恶性骨肿瘤，主要见于儿童和青少年群体中，医生可以依靠术前的影像学检查结果来预测化疗疗效。2022年3月，上海市同仁医院影像科团队在放射学刊物*European Radiology*上发表文章称，团队利用人工智能技术建立了全自动的骨肉瘤肿瘤病灶分割模型，模型提示分割效果与骨肌影像专业医师的判断基本一致。这表明，利用人工智能技术可有效辅助骨肉瘤化疗疗效预测，有望推进骨肉瘤诊治流程精准化。

（三）骨科手术机器人

现有骨科手术的方法包括传统方法、导板辅助法和导航系统辅助法3种。目前绝大多数医院和骨科医生采用传统方法，即凭借主刀医生的技术和临床手术经验进行螺钉植入，这往往需要医生在术中进行实时内植物情况的判定，包括螺钉数量、型号、植入方向、植入位置等，而一些高难度手术对医生的技术要求很高，比如部分微创手术对螺钉植入位置的定位精准度要求很高。导板辅助法是由医生术前分析给出方案，工程上进行3D打印导板，使得导板能够完美贴合手术部位，导板上置有下钉通道，不再需要"盲打"，从而能够辅助医生在术中准确下钉。类似地，导航系统辅助法以手术机器人为首，能够在术中进行自动手术导航，精准植入螺钉内植物。

骨科手术机器人通过摄像头拍摄影像，融合2D和3D识别算法，并利用算法计算所需植入物的状态和手术路径，实现实时跟踪和实时手术规划，再利用机械臂辅助完成内植物的植入。如今，该类机器人已能够应用在脊柱科、关节科、创伤骨科、手外科、足踝科手术中。譬如国内一家企业推出的骨科手术导航定位机器人，如图3-13，能够辅助开展脊柱外科手术以及创伤骨科手术，通过影像实时导航技术和机器人技术打造"智能手术舱"，实现精准定位和智能高效操作。

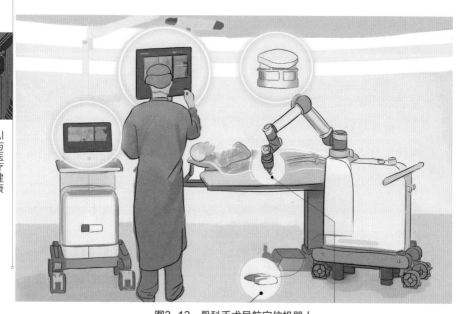

图3-13　骨科手术导航定位机器人

七、肺结节和肺炎

近年来，肺部疾病的筛查成为人工智能应用于医学影像辅助诊断的一个重要场景。由于深度学习等技术在图像识别领域取得的突破，卷积神经网络被证明在图像分类、分割和目标检测等任务上非常有效，医学领域也率先将人工智能技术应用于影像分析。早在2016年，计算机视觉领域就发起了LUNA比赛，任务是利用来源于美国国家癌症研究所的数据进行针对肺部CT的结节检出。2017年，阿里巴巴举办了第一届天池大赛，任务同样是肺结节病灶检出。大赛期间，中国平安、科大讯飞、阿里巴巴、健培科技等各大公司竞相刷新纪录，公布的检测准确率普遍在90%以上。

2019年新冠疫情暴发以来，大数据和智能肺炎预测系统在抵抗疫情中发挥了强有力的辅助作用，如在初诊筛查、重症预测、随访等场景下，人工智能系统凭借其快速高效、实时反馈等优势，减轻了医护人员的压力。同时，疫情对于人工智能在医疗领域的应用落地也起到了助推的作用，一定程度上加速了相关人工智能技术的发展和系统研发的进度。

（一）肺结节筛查

《2019年中国肿瘤登记年报》显示，肺癌是我国发病率和死亡率最高的一种癌症，而肺结节的筛查是肺癌早期诊断的重要依据之一。由于肺部疾病的高发病率，肺部影像数据量较大，能够提供大量数据供人工智能检测系统进行训练和学习。人工智能检测系统在肺结节的诊断中能有效区分肺小结节和肺结节、减少假阳性率、增加肺结节的检出率。

市面上出现的一款肺结节AI医学辅助诊断系统，如图3-14，可通过对CT图像的判读，在进行肺结节检测和定位后继续进行良恶性鉴别，然后将所有结节分为良性、恶性、不确定3种。腾讯推出的医疗影像AI产品"觅影"利用人工智能辅助医生诊断肺结节，能对可疑结节进行精准定位与量化分析。

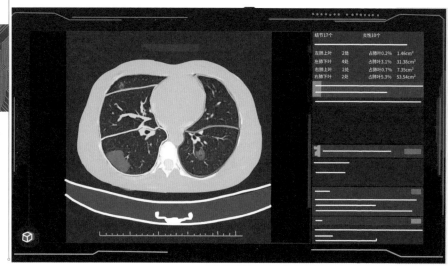

图3-14　肺结节AI医学辅助诊断系统

（二）肺炎诊断

自2019年12月新冠疫情暴发，除轻症外，普通型、重型和危重型临床分型都会导致影像学上可见肺炎表现。胸部CT影像作为一种重要的筛查手段，每名患者拍摄一次CT影像约包含300张胸片。以医生的肉眼进行CT判图，一个病例就需要耗时5～15 min。而人工智能肺炎识别系统能够在几秒之内出具阅片报告，帮助临床医生和影像技师提升读图效率，给出有价值的参考。

在新冠疫情暴发期间，商汤科技发布的冠状动脉CT影像处理软件SenseCare-Lung Pro，接入医学影像阅片平台，通过远程的方式为医生提供AI辅助分析。阿里达摩院医疗AI团队开发出基于CT影像的新冠感染AI辅助诊断系统，该系统应用于国内600

多家医院，分析病例超过80万。

新冠感染起病和进展均较为隐匿，就诊时部分患者胸部CT已出现肺炎表现。快速判断肺炎处于进展期或缓解期有助于了解病情，并可为制定精确的疗法和优化医疗资源分配提供参考。南京大学健康医疗大数据研究院智能医疗影像中心与南京鼓楼医院重症医学科进行合作，开发"新冠感染智能分期诊断系统"，如图3-15。经过大量新冠感染病例胸部CT影像的学习和训练，系统可以准确地依据单次肺部CT判断病程处于进展期或吸收期，还可筛选出典型的病灶和显示诊断可信度供临床医生参考。普通人也能通过系统分析结果预知新冠病情演变趋势。类似的其他病毒性肺炎鉴别也可以借助于该技术，设计对应的分析平台。

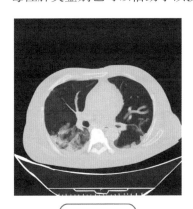

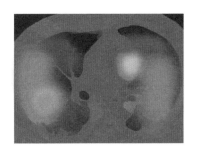

图3-15　新冠感染智能分期诊断系统

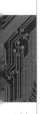
八、重症医学科

　　重症监护室是专门收治危重病症患者并给予精心监测和精确治疗，如呼吸衰竭、败血症的专门病房，如图3-16。目前，全国的重症监护室（intensive care unit，ICU）床位总数超过13万张，随着重症监护室的患者在进行监测和治疗的过程中产生的数据越来越多，人工智能技术在ICU中的运用便愈发有意义，比如应用于对患者病情恶化的预测、个性化诊疗方案的提出、ICU资源分配的优化等。通过人工智能算法分析大量患者数据并结合患者个体特征（如年龄、性别、病史等），可以帮助医生创建个性化治疗计划。

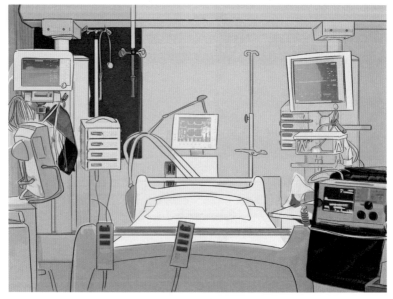

图3-16　重症监护室

（一）生存情况预测

南京大学健康医疗大数据国家研究院和南京大学计算机软件新技术国家重点实验室合作，通过对重症医学科数据的智能分析，改良了脓毒症相关器官功能衰竭评价（sepsis-related organ failure assessment，SOFA）评分，以预测危重患者死亡风险。改良版的评分系统有助于了解危重患者在ICU内的生存情况，从不同器官功能衰竭组合中，找出对ICU内死亡预测效能最高的一组组合。这被称为T-SOFA评分系统。该系统依据患者早期器官功能评分数据，提取相关变量进行分析，提高ICU死亡预测效能，实现早期预警。

有研究报道，利用人工智能算法模型，可估计ICU病人移动活动的类型、频率和持续时间，有助于了解移动性干预对重症病人的具体作用，从而有可能降低ICU幸存者患ICU后综合征的风险[38]。

（二）影像辅助检测

在实际应用层面，国内外很多公司也在研究如何通过人工智能技术来助力重症医学科的发展。美国GE Healthcare旗下的重症监护套件Critical Care Suite是一款人工智能医疗成像工具，如图3-17，它旨在帮助医护工作者快速准确地诊断ICU患者的危重症状。

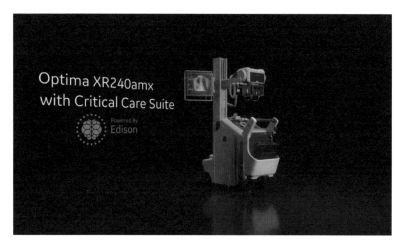

图3-17　Critical Care Suite

该重症监护套件使用人工智能算法来分析诸如胸部X射线片等医学影像，可以发现一些潜在的重要病情，如气胸、肺栓塞等，以帮助医生更早地发现重症原因或隐藏的可能导致重症的因素，进而选择更为明智的治疗方案。

国内的Infervision公司也提供了一个人工智能驱动的医学成像平台，可用于ICU分析医学图像，并检测诸如气胸等并发症的迹象。该平台使用深度学习算法来分析图像，并向医生提供实时建议。平安智慧医疗智能公共健康团队也利用人工智能技术，将提前6 h预测ICU患者发生脓毒症的风险，预测精度提高到了0.85[39]。

（三）智慧ICU

2019年，国家卫健委发布了《基于5G技术的医院网络建设标准》，明确了医院5G化建设的概念与框架，推动了智慧医院建设的进程。应用5G和人工智能技术构建智慧化ICU，可以更好地满足社会的需求，提高危重症的医疗服务和人文关怀水平。

在未来智慧ICU的建设中，AI赋能的智慧化监护、诊断与处理可以助力对ICU危重症患者的精细化诊治。例如，通过非接触式全身红外体温智能监测系统，可以实现目标性体温管理，准确预警体温变化趋势。该系统通过多点连续监测，采用智能化方法，提供更精准的体温管理。同时，该系统还可进行全身红外成像，及时检测局部组织灌注异常和组织感染，协助精确的循环管理。此外，也可以将智能摄像头与AI算法和机器视觉技术结合，通过监测患者面部表情和躯体肢体活动情况，评估患者的镇静水平，同时让系统整合其他镇静水平监测指标，根据评估结果智能调整镇静药物的剂量。对于气管插管或气管切开且意识清楚的患者，通过系统分析面部表情、肌肉活动和瞳孔视觉追踪技术，实时解读患者的意图，并通过机器语音合成进行实时表达。此外，该监护设备还具备更多集成的功能，并利用5G技术将数据及时整合到控制中心。

一般情况下，重症医学科的医生需要收集、分析大量复杂的临床数据以作出对于患者而言至关重要的决定。随着现代计算机、大数据、云计算、AI、物联网等技术的快速进步与融合，相信在不远的将来，ICU在各方面必将更加智慧化。如果可以有效利用人工智能技术，将这些临床数据转换为更具实用性的直观信息，便能够减轻医生分析数据的负担并降低误诊率。我们可以使用人工智能技术来预测不良后果，从而能够更精准地处理复杂病情。与此同时，人工智能将极大改变ICU工作的方式，提升医护人员的工作效率，提高危重症患者救治的效果，给医患双方带来更多的好处。

九、皮肤医学

皮肤疾病种类繁多，大量疾病需要终身治疗和护理。根据国家卫健委发布的《中国卫生健康统计年鉴2020》，公立医院皮肤科门诊人次达1.24亿，而皮肤科和医疗美容科的医生数量分别只有2.89万和1.08万，相关科室的医生有着巨大的诊疗压力。

皮肤影像诊断由最初的望诊，发展到通过放大镜和显微镜进行辅助诊断，如图3-18，再到近年来随着数字影像学技术和智能分析技术的兴起，利用皮肤镜、皮肤超声、皮肤CT等先进工具进行皮肤病诊断。皮肤医学图像主要有5种类型：①皮肤镜图像。又称皮表透光显微镜，采用非侵入性的成像技术，采集方便，可通过光放大装置和浸液对皮肤表面进行可视化。皮肤镜可以检查皮肤色素性疾病、血管疾病、炎症性疾病、良性和恶性皮肤肿瘤等，也便于长期随访观察时比较病变的发展和变化。②组织病理学图像。取一定大小的病变组织，用病理组织学方法制成病理切片。病理学图像可用于明确皮损区域血管是否有血管内皮细胞的增生、血管结构是否畸形，对于临床表现不典型的患者，如无法确诊的，可进行组织病理检查以明确诊断。③超声图像。通过脉冲超声检测的方式对皮肤疾病的形态、大小、范围及深度进行探测，了解表皮与真皮内病灶的形态与大小，容易观察出肿瘤厚度与浸润深度的变化，从而选择合适的手术方式。④MRI图像。MRI图像有助于发现皮下软组织是否有萎缩或增生，及是否存在深部静脉畸形，从而提高皮肤肿瘤诊断的准确性。⑤共聚焦激光扫描显微镜（也称皮肤CT）。皮肤CT主要用于浅表皮肤病、血管性皮肤病和色素性皮肤病，能够对皮损进行在体、无创、实时的动态观察。

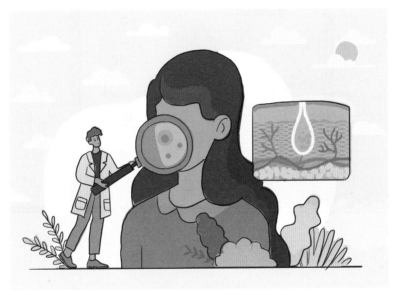

图3-18　皮肤影像诊断

（一）辅助诊疗

皮肤病人工智能辅助诊疗系统可以辅助医生快速完成近百种皮肤病的有效识别，提供高价值的临床信息。通过手机或皮肤镜拍照，同时支持自由拍照、辅助拍照或相册上传等多个应用场景，拍照或上传皮损部位图像后进行自动识别，系统在数秒内分析给出皮损结果和疾病详情介绍，如图3-19。市面上有一款皮肤病辅助诊疗应用，在近百种皮肤疾病的测试中，平均识别准确率达到86%以上，其中34种皮肤病的识别准确率超过95%。

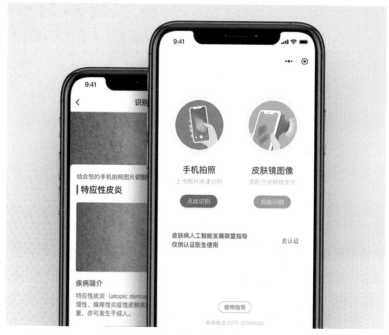

图3-19　皮肤识别

　　据报道，2022年6月，由中国罕见病联盟皮肤罕见病专业委员会发起、北京协和医院皮肤科领衔研发的中国首个泛发性脓疱型银屑病（generalized pustular psoriasis，GPP）人工智能辅助识别工具发布。GPP是一类罕见的皮肤病，该病急性发作时，常伴有不同程度的全身症状，患者会出现发热、白细胞升高、皮肤变红、无菌性脓疱、皮肤疼痛性病变等症状，病情危重者会引起器官衰竭和感染性并发症，甚至危及生命。然而，GPP的症状和部分其他皮肤疾病十分相似，如脓疱的感染性皮肤病，这无疑增加了GPP的确诊难度。GPP人工智能辅助识别工具是一款手机端的微信小程序，分别设有患者端和医生端。其模型的训练样本来自于1 000例真实GPP患者患处的皮肤照片，识别准确率达85%以上。用户通过小程序的患者端，上传皮肤照片，即可获得初步的GPP疾病风险评估。与此同时，这一工具纳入了具备GPP诊疗能力的专业医院的医疗资源，医生可以通过医生端登录，查看患者端上传的照片，对疾病作出更加准确的临床诊断。该工具有助于GPP患者和临床医生实现疾病诊疗和健康管理，提高罕见病的诊疗效率和质量。

市面上也有专注于皮肤病问题、为皮肤病患者打造的应用软件，这些软件能够通过上传的照片进行智能自诊。此外，这些软件还具有疾病知识科普、话题互动和治疗经验分享等功能，使用便捷，用户交互性强。

（二）肤质判定

在保养肌肤、选择护肤产品和化妆品时，通常需要根据自身的皮肤类型和肤质来进行考量。目前有多种应用软件可进行肤质判定，这些App集成了人工智能算法来进行皮肤分析，帮助用户了解自己的皮肤类型、当前肌肤现状和存在的肌肤问题（如毛孔堵塞、痤疮、黑头、色素沉着等），并生成详细的肌肤报告。此外，用户还可以通过软件学习相关的护肤养肤知识。软件中有市面上常见的各种化妆品数据，通过输入化妆品品牌和类型，就可以轻松查询其成分。一些软件还提供优质护肤品榜单，其基于大数据分析为用户提供护肤品匹配机制，帮助用户了解自身皮肤和各类护肤品之间的契合程度。

十、神经医学

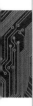

近年来，随着人工智能技术在脑科学领域的深度结合与应用，越来越多的高校、科研院所成立了交叉学科平台，以研究人工智能在神经医学领域可以起到的作用。例如，北京大学前沿交叉学科研究院成立了"脑科学与类脑研究中心"，旨在利用微纳器件和软硬件技术在基元、结构和功能层次实现对人类大脑精确模拟，制造出类似人脑的"电子大脑"，以神经科学和信息科学交叉融合和相互促进为特色，以脑解析和脑仿真为基础突破口，在认识脑、制造脑和脑健康3个方面开展高水平基础研究，希望在神经计算机和新一代人工智能、脑健康和生物医药等方面取得重大应用突破，从而建立起支持神经科学、认知科学、信息科学、智能科学、精神医学及人文和社会科学的交叉研究的大型平台。

南京大学也于2018年成立了"脑科学研究院"，其中的"脑的模拟与智能计算"方向致力于用计算神经科学的手段，研究神经元的生物物理模型及动态交互关系，建立神经环路模型，发展脑的组织和神经类型计算的量化理论等。在此基础上，采用人工智能和数据挖掘技术，借鉴神经系统的结构与功能的特点及可塑性，建立类脑多尺度神经网络计算模型，发展类脑智能信息处理理论与方法。包括：基于特征提取和机器学习的脑疾病数据分析、预测模型，基于波谱和影像的脑疾病功能诊断系统，基于认知心理的学习模型等。通过对海量实验与临床数据进行挖掘，加深对脑的认识，以期在神经医学领域有所突破。

人工智能技术可以通过分析生理数据，辅助医生诊断癫痫、帕金森病等神经系统疾病；可以通过分析基因数据和遗传学数据，预测神经系统疾病的风险和进展；可以帮助研究人员探索神经系统疾病的病理机制和治疗靶点；可以通过分析脑图像数据和神经元数据，揭示神经系统疾病的神经损伤和变化，以及药物对神经系统的影响。

因此，人工智能技术在神经医学领域中具有广泛的应用前景，可以帮助医生和研究人员更好地理解神经系统疾病的本质，提高诊断和治疗的准确性和效率，为患者提供更好的医疗服务。人工智能、互联网、大数据等新型技术的发展，为神经医学的研究和诊疗提供了新的思路和方法，科技创新与传统医疗的有机结合正为神经医学的发力推波助澜。

（一）学术研究

早在2017年，弗吉尼亚理工大学等机构的科学家就已发明出一种新的人工神经网络，通过模仿人类的脑神经回路，如图3-20，进行分布式信息处理，进而智能识别脑卒中和类脑卒中[40]。在使用了260例患者的19项指标进行训练后，该算法诊断卒中的灵敏度达到了80%，特异度达到了86.2%。

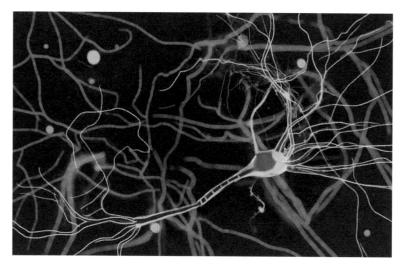

图3-20 神经回路

同时，在判断儿童孤独症方面，北卡罗来纳大学等机构的研究员们在2017年提出了一种新型的人工智能深度学习算法。传统的判断孤独症的方法是采用行为问卷的方式进行诊断，考虑到儿童认知能力较低等因素，这种方式具有很大的不确定性。而该人工智能算法会不断学习扫描得到的脑部数据，同时重点关注大脑的表面积、体积以及婴儿的性别等因素，自动判断婴儿的大脑生长速度是否异常，并由此获得婴儿是否患有孤独症的早期线索。根据测试的结果，该算法的准确率高达81%。

2022年3月，由新加坡国立大学等机构合作发布了一项研究成果[41]。这项研究将人工智能领域的"元学习"（meta learning）方法引入到神经科学及医疗领域，能在有限的医疗数据上训练可靠的人工智能模型，提升基于脑成像的精准医疗效果。

（二）药物研究

如今，随着技术的更新升级，人工智能技术在神经医学领域的应用已不只局限于纸上谈兵，越来越多的企业已经开始将其应用于实际操作。例如美国的Inhibikase Therapeutics是一家专注于神经退行性疾病药物研究的公司。该公司利用人工智能技术在药物分子库中筛选，以寻找具有针对相关神经疾病的蛋白质的治疗靶点。随后，Inhibikase Therapeutics利用分子对接技术，将潜在的治疗分子与这些靶点结合，寻找最佳的治疗分子；最终通过自动化和高通量筛选，寻找最有可能成功的药物候选物。

（三）神经医学设备

神经医学设备使用人工智能算法，基于患者的生理反应，通过检测患者的心率变异性（heart rate variability，HRV）和血压变异性（blood pressure variability，BPV）等生理信号，实时分析患者的自主神经系统活动状况，并根据患者的个体差异和疾病状态，自动调节药物剂量，以达到最佳治疗效果，减少不良反应的发生。

十一、康复医学

随着国家政策对分级诊疗、医疗保险等领域扶持力度的不断增强，康复医疗产业受到社会各界广泛关注。人工智能也已经逐步进入康复医学领域，与康复诊治高度结合，成为推动康复医学发展的重要动力。未来，人工智能在康复医学领域将发挥重要作用，应用也将愈发深入。

据报道，脑卒中是我国成年人致死、致残的首位病因。每年我国有200多万人死于脑卒中，其中约70%脑卒中患者丧失劳动能力，40%患者重残。偏瘫运动障碍是脑卒中后的常见损伤，脑卒中患者的步态恢复亦是病情稳定之后的首要问题。现代康复理论和实践证明，脑卒中后进行有效的康复能够使患者加速恢复进程，帮助患者重新获得步行能力。2017年中国医学会神经病学分会等发布的《中国脑卒中早期康复治疗指南》和2016年美国心脏病协会（AHA）联合美国卒中协会（ASA）发布的《成人脑卒中康复指南》推荐，脑卒中偏瘫患者应在病情稳定后尽快离床，借助器械进行站立、步行康复训练。据统计，在脑卒中存活的患者中，开展早期、积极的康复治疗，可使90%的患者恢复独立行走和生活自理，使30%的患者重返工作岗位。相反，不进行康复治疗，上述两方面恢复的概率分别只有6%和5%。

（一）外骨骼机器人

可穿戴外骨骼机器人（如图3-21）是一种先进的康复机器人，可穿戴于患肢。其设计基于仿生原理和人体工程学，能够有效帮助康复。神经康复外骨骼设备整合了人工智能感知互动和智能传感器等前沿技术，有望帮助数百万脑卒中、脊髓损伤、小儿脑瘫等神经系统疾病的患者和肌肉损伤的人群恢复行走能力、改善肌体功能，提升其生活品质及最终回归社会。

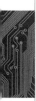

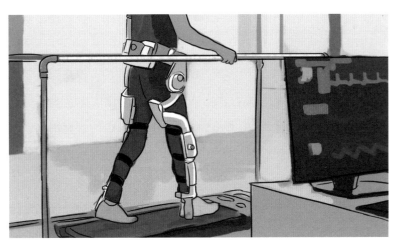

图3-21 外骨骼机器人

　　某康复器械公司发布了一款产品，这是一个带有仿生机械外骨骼下肢的康复运动系统，将柔性多关节矫形器和外骨骼肌腱技术相结合，不需要外源动力的机械辅助行走设备。开发者从马后肢的解剖学特征中获得外骨骼肌腱的灵感，制造了作用类似于人工肌腱的辅助行走设备。该装置在步态周期的站立期储存弹性势能并提供支撑与控制，在摆动期释放能量并提供助力，从而帮助患者提高行走效率。团队研发了适合于不同步行能力水平的患者的设备，有医院款、个人款、儿童款3个系列，从无法完全负重到虽可以独立行走但需要步态矫正的患者都可获益。

（二）脑机接口

　　随着人们对于神经康复训练需求的不断增加，传统人工训练或依靠简单设备的神经康复训练已不能满足患者康复的需求。以脑机接口为代表的智能技术越来越多地应用于康复医疗领域，这也是康复医疗提质升级的重要表现。脑机接口技术可直接作用于大脑，有效改善大脑神经的传导通路，使患者能够在不受周围神经和肌肉影响的情况下与周围环境进行交互，并且可帮助患者进行功能重塑。

《中华人民共和国国民经济和社会发展第十四个五年规划和2035年远景目标纲要》中曾明确指出，要在脑科技及类脑智能等前沿科技和产业变革领域，组织实施未来产业孵化与加速计划，谋划布局一批未来产业。工业和信息化部、教育部等联合印发的《虚拟现实与行业应用融合发展行动计划》中也提到，要"加强肌电传感、气味模拟、虚拟移动、触觉反馈、脑机接口等多通道交互技术研究，促进感知交互向自然化、情景化、智能化方向发展"。

脑机接口可分为非侵入式、侵入式和介入式3类。非侵入式脑机接口使用贴在头皮上的感应电极片获取脑细胞的活动，采集神经电信号。利用先进的传感器技术采集到信号后，脑机接口设计相应信号采集放大电路，对信号进行处理。现阶段的非侵入式脑机接口多用于实验室或者商业化的脑电活动的探测，对于人脑受刺激后的波动能进行更明显的及时反馈，已经可以通过头皮表层的脑电波，来帮助人们控制机械臂、无人机，甚至控制机器人做一些简单的操作。侵入式脑机接口可以直接植入大脑的灰质，能够更清晰准确地辨别人脑信号，但存在着导致严重的免疫排斥的风险，可能会对纤细的神经元造成损伤。相比于侵入式脑机接口，介入式脑机接口具有更小的创伤，且具有比非侵入式脑机接口更高的信号质量。通过微创介入的方式，将血管穿刺小口，通过类似心脏支架介入的微创手术实现脑机连接。

在神经康复领域，脑机接口已经能够帮助一些语言功能障碍患者进行信息交流和干预训练。相关数据显示，目前全球有语言功能障碍的患者数量达到数百万。神经元疾病、脑瘫、脑卒中、自闭症等都会对辅助语言表达的肌肉控制造成影响，进而导致语言功能障碍。尤其是近年来，儿童罹患自闭症的现象逐渐被大家所关注。2021年发布的《中国自闭症家庭情况调研白皮书》数据显示，目前中国自闭症患者已超过1 000万，其中0～14岁儿童患者超过200万，并以每年近20万的速度增长。而目前的治疗现状是：自闭症尚没有针对性的药物可以进行有效治疗，往往需要行为学的干预和训练。

市面上出现的儿童脑机接口训练系统，能够对自闭症儿童进行干预训练。结合便携设备头环，能够针对自闭症谱系儿童本源性的脑神经发育障碍，进行"镜像神经μ波智能脑控反馈训练"。具体而言，这一技术可通过非侵入式的脑电波调控设备，实时解码和记录自闭症患者脑中的社交区域信号，并对其活跃度进行量化，从而实现对社交脑神经活动的反馈和强化调节。

脑机接口也为语言功能障碍患者提供了新的信息交流手段。对于一些因脑部受损导致语言受损的患者，可以通过脑机电信号的传递进行语音训练。患者通过控制光标进行字符输入、网页浏览、邮件和短信发送，从而完成简单的语言交流，实现沟通意图。对于一些截瘫的患者，将脑机接口技术纳入神经康复训练中，通过患者脑电信号控制一个虚拟手臂或者腿的运动。相较于长时间且不断重复的运动练习，这种训练过程可能更为有趣，同时能产生更加直接的视觉刺激，提高并强化训练的效果。

虽然目前脑机接口技术取得了较大的进展，但其本身仍有不少障碍要克服。首先，由于每个人的脑电模式存在差异，脑机接口的个性化研究是非常有意义的方向。其次，为破解复杂脑电波的障碍，速度和准确度还有很大的提升空间。最后，脑机接口的应用前景广阔，多学科联动的技术障碍也是一个挑战。

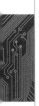

十二、小结

将人工智能技术应用于疾病诊疗中，计算机可以辅助医生进行病历电子化、语音录入、影像诊断、治疗方案推荐等。具体而言，通过计算机视觉技术，能够对医疗影像进行快速读片和智能诊断；通过语音识别、自然语言处理等技术，将患者的病症描述与标准的医学指南作对比，为用户提供医疗咨询、自诊、导诊等服务。

另外，在医药电商领域，依托不同地域、不同疾病患者的大数据信息，人工智能系统可以快速、准确地挖掘和筛选出适合的药物。例如，计算机模拟可以辅助药物研发人员对药物活性、安全性和副作用进行预测，找出与疾病匹配的最佳药物。这一技术将会缩短药物研发周期、降低新药成本并且提高新药的研发成功率。

最后，在我们日常生活中，人工智能技术还可以应用于健康管理，通过智能设备快速检测血压、心电、脂肪率等多项健康指标，并将采集到的健康数据上传到云数据库，形成个人健康档案；通过大数据和深度挖掘等技术，云端算法对用户的多项健康指标和数据进行分析，自动识别个人生活习惯，推荐个性化健康管理方案。

人工智能为医疗健康领域带来了机遇和挑战，其应用体现在多元化场景中，是有研究价值与前景的方向，有着非凡的意义。

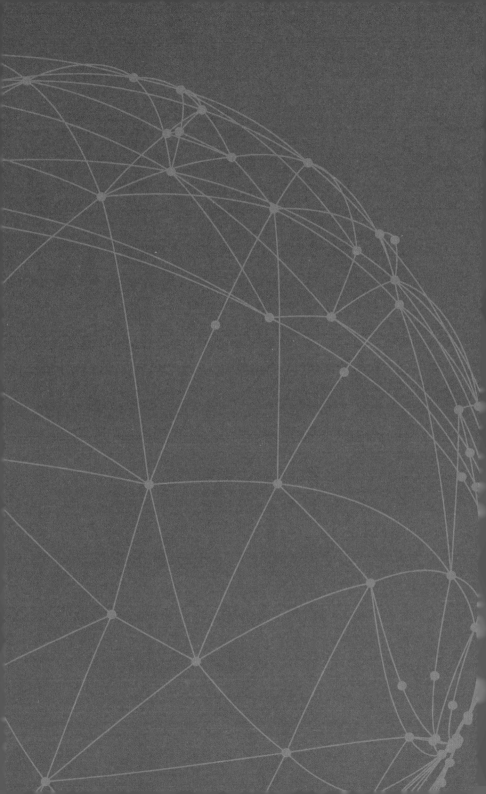

第四章

保驾护航：政策法规与数据安全

一、政策法规

人工智能在医疗领域的巨大潜能不断地吸引着新的入局者，医疗相关的人工智能也如雨后春笋般地出现，这些都强化了其对法规或其他形式的治理（法律、政策、道德）的需求。

一方面，政府或组织对医疗人工智能抱有很高的期待并提出一系列的发展计划；另一方面，相关监管部门也对于医疗人工智能领域可能出现的风险进行控制。短期来看，监管部门对医疗人工智能的介入会对医疗行业的高速发展有一定的牵制；长期来看，监管部门的监管有利于该行业稳定地、持续地、健康地发展。监管部门的介入，一定程度上有利于加速医患双方对人工智能的接纳的过程。

（一）管理方案

人工智能在美国较早得以发展并与其他传统行业交叉协作。美国食品药品监督管理局（FDA）对于医疗人工智能的监管介入始于1995年，当年，FDA批准CADx（计算机辅助诊断，computer-aided diagnosis）可用于过氧化物酶-抗过氧化物酶（peroxidase-anti-peroxidase staining，PAP）涂片阅读；1998年，FDA批准CADx可用于乳腺癌的检测（CADx在乳房X射线片上标记出或许需要引起关注的区域，由医生决定该区域是否需要进一步的评估），这被视为监管部门接纳新兴医学技术的里程碑。FDA在2012年的指导性文件中提出了一系列的相对明确的审查标准，用于审查集成了机器学习算法的软件，包括算法设计、特征、模型、用于训练和测试算法的数据集以及使用的测试数据的洁净度。2017年，FDA授权Bakul Patel组建了由软件工程师、AI工程师和云计算专家等组成的新部门，该部门的任务是为FDA准备规范和标准，开始审查越来越多的待FDA审批的人工智能产品和具有机器学习功能的医疗和保健设备、仪器或医疗软件等[42]。

2018年4月25日，欧盟委员会向欧洲议会、欧盟理事会、欧洲经济和社会委员会以及地区委员会提交了一份题为《欧洲人工智能》（AI4U）的报告。报告指出欧盟应利用其优势的工业基础，结合制造业、医疗保健、交通运输领域的领先技术水平，发展人工智能。为进一步呼应和落实《欧洲人工智能》战略，2018年12月7日，欧盟委员会发布了《人工智能协调计划》，其主题为《人工智能欧洲智造》（AI made in Europe），提到要优先考虑人工智能在公共利益领域的发展应用，如医疗、交通和运输、教育等。随着人工智能与医疗的结合，20世纪90年代欧盟对于医疗器械的监管条例变得有些过时。2017年，欧盟制定了全新的《医疗设备条例》（medical devices regulation，MDR）和《体外诊断医疗设备条例》（in vitro diagnostic medical device regulation，IVDR），并分别于2020年与2022年全面实施。MDR和IVDR正式将AI医疗器械纳入了监管范畴。保护医疗隐私和利用个人数据提供更好的医疗体验之间的平衡渐渐成为一个不可回避的议题。为了应对当前人工智能技术包括但不限于医疗领域的数据要求，欧洲监管机构决定更新其关于数据保护和网络安全的法规。《通用数据保护条例》（general data protection regulation，GDPR）已于2018年5月24日开始实施，其取代了1995年颁布的《关于涉及个人数据处理的个人保护以及此类数据自由流动的第95/46/EC号指令》[43]。

2016年5月，国家发展改革委、科技部、工业和信息化部、中央网信办联合制定了《"互联网+"人工智能三年行动实施方案》，这是我国首次单独提出人工智能发展的具体战略规划。同年6月，国务院发布《关于促进和规范健康医疗大数据应用发展的指导意见》，提出要规范和促进健康医疗大数据的整合共享和开放应用，为医疗人工智能的产业发展提供重要支撑。2017年，原国家卫生计生委办公厅修订了《造血干细胞移植技术管理规范（2017年版）》等15个"限制临床应用"的医疗技术管理规范，其中提到了"人工智能辅助诊断"和"人工智能辅助治疗"的管理规范和临床应用质量控制指标。2017年7月，国务院发布《新一代人工智能发展规划》，明确提出到2025年，国家要初步建立人工智能法律法规、伦理规范和政策体系，形成人工智能安全评估和管控能力。2018年，国务院办公厅印发《关于促进"互联网+医疗健康"发展的意见》，目的是推进实施健康中国战略，提升医疗卫生现代化管理水平，优化资源配置，创新服务模式，提高服务效率，降低服务成本，满足人民群众日益增长的医疗卫生健康需求。

2018年7月12日，国家卫生健康委员会研究制定了《国家健康医疗大数据标准、安全和服务管理办法（试行）》（以下简称

《试行办法》）。《试行办法》明确了健康医疗大数据的定义、内涵和外延，以及制定该办法的目的依据、适用范围、遵循的原则和总体思路等。此外，《试行办法》明确了各级卫生健康行政部门的边界和权责，规范了各级各类医疗卫生机构及相应应用单位的责、权、利。《试行办法》涵盖了标准管理、安全管理、服务管理和管理监督方面的规定，更在数据采集、数据存储、服务提供、数据利用和数据共享等方面落实了具体的要求。2022年，国家药监局医疗器械技术评审中心组织制定了《人工智能医疗器械注册审评指南》，进一步规范了人工智能医疗器械的管理。

总而言之，中国对于人工智能这一新兴技术高度重视，部分政策亦对人工智能的到来作出响应。但需要指出的是，目前在标准制定和政策监管方面行动较为滞后，对于人工智能的标准和评估体系尚未成型。美国和欧洲联盟等国家和地区已经有专门服务于数字化医疗和人工智能技术评审的部门，并有所成效。考虑到人工智能的巨大前景和现实的医疗困境，相关部门的设立非常必要。

以智能医疗产品的准入为例，国内外的政策差异在一些热门的电子消费产品上已有所体现。2018年美国的苹果公司发布了具有电子心脏检测器的Apple Watch Series 4。Apple Watch的心电图应用基于心电图原理，可呈现单导联心电图，具有常规医用级心电图的部分功能。但Apple Watch在中国很长一段时间无法使用心电图功能，原因就在于当时中国的医疗设备认证体系对人工智能相关医疗设备的监管存在空白，Apple Watch无法得到认证。

最终，在监管部门和商业企业的共同努力下，2021年中国大陆地区的Apple Watch上线了移动心电图房颤提示软件。

（二）责任归属

除了相关标准和方案制定，人工智能在各个领域的广泛应用不断引起有关责任归属的讨论。医疗是一个关乎生死的重要行业，因此，在医疗领域中，人工智能产品的责任归属问题更加不可忽视。尽管人工智能产品能够提供高效的医疗服务，但是其自身存在不可预知性、低可解释性和可能的技术缺陷，无法保证人工智能产品在医疗中不会出现问题。在目前人工智能技术发展的阶段，医务工作者和技术专家的共同努力是至关重要的。从严格的技术测试和审查，到医务工作者对人工智能结果的审核与诊断，每一个环节都需要严谨和慎重地处理，才能在医疗场景中保证安全和准确性。

2019年6月17日，国家新一代人工智能治理专业委员会发布了《新一代人工智能治理原则——发展负责任的人工智能》（以下简称《治理原则》），提出了人工智能治理的框架和行动指南。其中，"共同承担责任"被列为治理原则之一。《治理原则》指出，人工智能研发者、使用者及其他相关方应具有高度的社会责任感和自律意识，严格遵守法律法规、伦理道德和标准规范。建立人工智能问责机制，明确研发者、使用者和受益者等的责任。在人工智能应用过程中，应确保人类知情权，告知可能产生的风险和影响。同时，还应防范利用人工智能进行非法活动。2020年，欧盟委员会发布了《人工智能——通往卓越与信任的欧洲路径》（*On artificial intelligence-A European approach to excellence and trust*）白皮书。2022年9月28日，欧盟委员会通过了修订产品责任指令和AI责任指令的提案，旨在使其规则适应数字时代、循环经济以及全球价值链的影响。围绕《产品责任指令》的提案指出，当人工智能相关产品因软件更新或运营产品所需的人工智能或数字服务而变得不安全时，受害者将有权获得损害赔偿，同时制造商应当解决网络安全漏洞。

二、数据安全

在医疗服务活动过程中，医务人员通过问诊、体检、仪器检查等方式获取和收集患者的个人信息、健康状况等详细数据，这种医疗数据往往包含患者的隐私信息。一旦数据被泄露或被恶意使用，很容易造成患者的人格尊严受到侵犯或人身财产安全受到危害，引发难以想象的后果。因此，从隐私保护的角度来看，必须对医疗数据的处理进行较为严格的限制。

1996年8月21日，美国通过了《健康保险可携性和责任法案》（health insurance portability and accountability act，HIPAA，又名肯尼迪-卡斯鲍姆法案），该法案使医疗保健信息的流动现代化，并规定医疗保健和健康保险行业对个人身份信息的保护义务。《通用数据保护条例》（GDPR），又名《通用数据保护规则》，是对欧盟范围内所有的个人数据和隐私进行保护的法律。GDPR为敏感的个人数据（如健康信息）提供了高水平的数据保护，具体表现在使用数据时，要求公司从数据提供者那里获得明确合法使用的授权，并出示数据是如何获得的证明。这些法律促使数据供应链中从上到下的所有各方都要为数据保护负责。

2021年8月，中国颁布了《中华人民共和国个人信息保护法》，该法明确了个人信息处理活动应遵循的原则，保障了个人在个人信息处理活动中的各项权利，强化了个人信息处理者的义务，为个人信息保护提供了强有力的法律保障。在卫生领域，《中华人民共和国精神卫生法》和《中华人民共和国医师法》规定了医护人员保护个人健康信息隐私的责任和义务。《中华人民共和国医师法》第二十三条要求"医师在执业活动中履行下列义务：……尊重、关心、爱护患者，依法保护患者隐私和个人信息……"，第五十六条规定了医师在执业活动中有"泄露患者隐私或者个人信息……"行为应受到的处罚。

其中，落实到具体实践中的医疗数据安全，主要集中于对数据的保护和数据的匿名化。

（一）数据保护

近年来，随着各种各样的电子化医疗技术的逐渐普及，患者个人的基本信息、数以百万计的就诊记录、数以千万计的电子病历基本都实现了电子化，如图4-1，而这些敏感的信息主要存储在医院的计算机系统中。对于系统内部的数据保护，医疗系统一方面安装了先进的防火墙技术，防止受到外部的攻击而导致数据的泄露；另一方面，使用有足够强度的密钥进行非对称加密（也称为公钥加密，它需要两个密钥，一个是公钥，另一个是私钥；公钥用作加密，私钥则用作解密），并严格保管密钥，保证数据的机密性及意外泄漏后的不可读性。

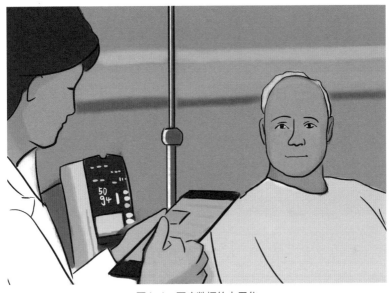

图4-1　医疗数据的电子化

医院在使用专门的本地服务器存储数据的同时，还可以使用云上服务器备份数据，实现数据"上云"。将备份数据通过网络传输到备份服务器上，以便在灾难发生时可以进行恢复。为了保证数据隔离和安全，医疗系统通常会搭建内部网络，不允许从外部互联网直接访问，只向可靠的外部服务器暴露接口，在身份和权限得到确认之后才能进行数据的读写传输，如图4-2。

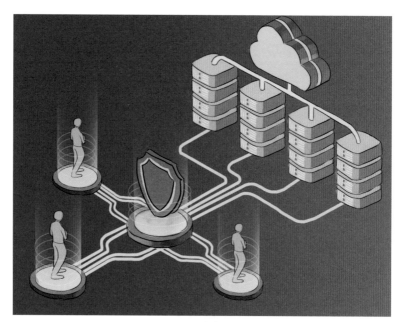

图4-2　安全网络

（二）信息匿名化

由于借助人工智能方法的大数据应用需要大量的医疗数据支撑运作，为了保证患者的医疗信息不会被恶意使用，信息收集者必须进行医疗信息匿名化。匿名化是一种删除或修改个人身份信息的数据处理技术，匿名化的数据不能被用来与任何个人联系，如图4-3。例如，使用医疗数据的人无法通过这些数据追溯到数据提供者的身份。通过分析匿名数据，人们能够研发出安全且有价值的医疗产品和功能。匿名化也确保医院在与其他组织或机构分享匿名化数据时，能够让其他人在不侵犯患者隐私的情况下使用这些数据。

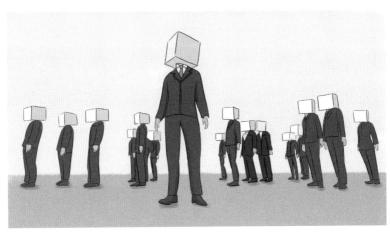

图4-3　匿名化

　　匿名化的两项重要技术被广泛应用。第一项技术为数据的泛化。顾名思义，数据泛化旨在减少数据的独特性，从而确保用户的私人信息不能通过背景知识、同质化知识和其他方法推断出来。为了保护这些特定个人的隐私，我们可能会使用泛化技术来删除一些相关的数据，或用共同的数值来取代这些数据。例如，我们可能使用泛化技术，用相同的数字序列替换所有的区号或电话号码条目。

　　通过这样的泛化处理，数据集将出现"K-匿名性"和"L-多样性"的匿名性质。如果关于任何一个人的信息不能从至少$K-1$个其他人中区分出来，那么一组公开可用的数据被称为满足K-匿名性，例如我们将所有人的年龄从具体的"22"等数字改为模糊的"≥ 20且<30"等范围。L-多样性指公开的数据集中，每一个等价类的敏感属性必须具有多样性，即至少有L种取值，例如一份病患的名单中"民族籍贯""宗教信仰""疾病类

别"等属性，每个都至少有L种取值。L-多样性使得攻击者最多只能以1/L的概率确定敏感数据中某个个体的敏感信息。

例如，表4-1是一份关于患者的年龄、性别、居住地、宗教信仰和所患的疾病的信息表，表中的数据满足了K=3的K-匿名性和L=3的L-多样性。

表4-1 患者信息表

姓名	年龄	性别	居住地	宗教信仰	疾病
*	30＜年龄≤40	女	广西	*	癌症
*	30＜年龄≤40	男	上海	*	心脏疾病
*	20＜年龄≤30	女	北京	*	结核病
*	30＜年龄≤40	男	广东	*	无疾病
*	20＜年龄≤30	女	上海	*	脑血管疾病
*	20＜年龄≤30	男	广东	*	结核病
*	年龄≤20	男	上海	*	糖尿病
*	20＜年龄≤30	男	广东	*	心血管疾病
*	年龄≤20	男	广西	*	心血管疾病
*	年龄≤20	男	上海	*	呼吸道疾病

另一个重要的技术是差分隐私，一种向数据添加数学噪音的技术。如果使用这种技术，就不可能确定单个个体是否属于一个特定的数据集，因为给定算法的输出看起来基本上是一样的，无论是否包含相应的个人信息，如图4-4。差分隐私基于的理念是，如果随机修改数据库中的一条记录的影响足够小，所产生的统计特征就不能被用来逆推得到一条记录的内容，这一特性可以用来保护隐私。例如，一些医疗机构使用差分隐私算法来披露患病人口统计信息或其他统计信息（一些涉及隐私的疾病的统计常

常使用这样的方式），同时对每个受试者的回答进行保密。差分隐私对于患者来说是非常重要的技术。例如，借助于差分隐私，医疗数据的使用者无法从两个不同来源的数据集（例如高血压患者数据集和阿尔茨海默病患者数据集）定位出同时存在于两个数据集的样本（同时患有高血压的阿尔茨海默病患者）。

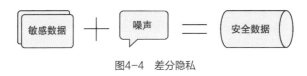

图4-4　差分隐私

总的来说，大数据时代的数据安全不只是靠先进的科技保护，更多的还要依赖严格的法规来约束数据的取得、储存、利用。

参 考 文 献

[1] ZARITSKY A, JAMIESON A R, WELF E S, et al. Interpretable deep learning uncovers cellular properties in label-free live cell images that are predictive of highly metastatic melanoma [J]. Cell systems, 2021, 12（7）: 733-747.e6

[2] 周志华. 机器学习 [M]. 1 版. 北京: 清华大学出版社, 2016.

[3] SHWARTZ-ZIV R, TISHBY N. Opening the black box of deep neural networks via information [EB/OL]. （2017-04-27）［2023-06-22］. https://arxiv.org/pdf/1703.00810.pdf.

[4] LI Z W, LIU F, YANG W J, et al. A survey of convolutional neural networks: analysis, applications, and prospects [J]. IEEE transactions on neural networks and learning systems, 2022, 33（12）: 6999-7019.

[5] GUO M H, XU T X, LIU J J, et al. Attention mechanisms in computer vision: A survey [J]. Computational visual media, 2022, 8（3）: 331-368.

[6] NASEER M, RANASINGHE K, KHAN S, et al. Intriguing properties of vision transformers [EB/OL]. （2021-05-20）［2023-06-22］. https://arxiv.org/pdf/2105.10497.pdf.

[7] TOLSTIKHIN I O, HOULSBY N, KOLESNIKOV A, et al. MLP-Mixer: An all-MLP architecture for vision [EB/OL]. （2021-01-11）［2023-06-22］. https://arxiv.org/pdf/2105.01601.pdf.

[8] CRESWELL A, WHITE T, DUMOULIN V, et al. Generative adversarial networks: An overview [J]. IEEE signal processing magazine, 2018, 35（1）: 53-65.

[9] BROWN T B, MANN B, RYDER N, et al. Language models are few-shot learners [J]. Advances in neural information processing systems, 2020（33）: 1877-1901.

[10] DONG Q X, LI L, DAI D M, et al. A Survey for in-context learning [EB/OL]. （2023-01-01）［2023-06-22］. https://arxiv.

org/pdf/2301.00234.pdf.

［11］XIE S M, RAGHUNATHAN A, LIANG P, et al. An explanation of in-context learning as implicit bayesian inference ［EB/OL］. （2022–01–21）［2023–06–22］. https://arxiv.org/pdf/2111.02080.pdf.

［12］JOHNSON A E W, POLLARD T J, SHEN L, et al. MIMIC–III, a freely accessible critical care database ［J］. Scientific data, 2016 （3）: 160035.

［13］KOMOROWSKI M, CELI L A, BADAWI O, et al. The artificial intelligence clinician learns optimal treatment strategies for sepsis in intensive care ［J］. Nature medicine, 2018, 24（11）: 1716–1720.

［14］ZHAO Q Y, LIU L P, LUO J C, et al. A machine–learning approach for dynamic prediction of sepsis–induced coagulopathy in critically ill patients with sepsis ［J］. Frontiers in medicine, 2021（7）: 637434.

［15］WANG X S, PENG Y F, LUL, et al. ChestX–ray8: Hospital–scale chest X–ray database and benchmarks on weakly–supervised classification and localization of common thorax diseases ［C］//IEEE conference on computer vision and pattern recognition, 2017: 3462–3471.

［16］RAJPURKAR P, IRVIN J, BAGUL A, et al. MURA: Large dataset for abnormality detection in musculoskeletal radiographs ［EB/OL］. （2018–05–22）［2023–06–22］. https://arxiv.org/pdf/1712.06957.pdf.

［17］IRVIN J, RAJPURKAR P, KO M, et al. CheXpert: A large chest radiograph dataset with uncertainty labels and expert comparison ［EB/OL］. （2019–01–21）［2023–06–20］. https://arxiv.org/pdf/1901.0703.pdf.

［18］YAN K, WANG X S, LU L, et al. DeepLesion: automated mining of large–scale lesion annotations and universal lesion detection with deep learning ［J］. Journal of medical imaging, 2018, 5（3）: 036501.

［19］SETIO A A A, TRAVERSO A, DE BEL T, et al. Validation, comparison, and combination of algorithms for automatic detection of pulmonary nodules in computed tomography images: the LUNA16 challenge ［J］. Medical image analysis, 2017（42）: 1–13.

参考文献

[20] AERTS H J W L, VELAZQUEZ E R, LEIJENAAR R T H, et al. Decoding tumour phenotype by noninvasive imaging using a quantitative radiomics approach [J]. Nature communications, 2014, 5 (1): 4006.

[21] FRAIWAN M, FRAIWAN L, KHASSAWNEH B, et al. A dataset of lung sounds recorded from the chest wall using an electronic stethoscope [J]. Data in Brief, 2021 (35): 106913.

[22] NWOYE C I, YU T, GONZALEZ C, et al. Rendezvous: Attention mechanisms for the recognition of surgical action triplets in endoscopic videos [J]. Medical image analysis, 2022 (78): 102433.

[23] GUPTA D, ATTAL K, DEMNER-FUSHMAN D. A dataset for medical instructional video classification and question answering [EB/OL]. (2022-01-30) [2023-04-20]. https://arxiv.org/pdf/2201.12888.pdf.

[24] INGLESE M, PATEL N, LINTON R K, et al. A predictive model using the mesoscopic architecture of the living brain to detect Alzheimer's disease [J]. Communications medicine, 2022, 2 (1): 70.

[25] MASSACHUSETTS GENERAL HOSPITAL. Artificial intelligence reveals current drugs that may help combat Alzheimer's disease [EB/OL]. (2021-03-04) [2023-04-20]. https://www.eurekalert.org/pub_releases/2021-03/mgh-air030421.php.

[26] BEACON BIOSIGNALS. Research from beacon biosignals presented at Alzheimer's association international conference [EB/OL]. (2022-08-08) [2023-04-20]. https://www.prnewswire.com/news-releases/research-from-beacon-biosignals-presented-at-alzheimers-association-international-conference-301601094.html.

[27] YANG H, ZHEN X J, CHI Y, et al. CPR-GCN: Conditional partial-residual graph convolutional network in automated anatomical labeling of coronary arteries [C] // Proceedings of the IEEE computer society conference on computer vision and pattern recognition, 2020: 3802-3810.

[28] MA Y J, XIONG J H, ZHU Y D, et al. Deep learning algorithm using fundus photographs for 10-year risk assessment of ischemic cardiovascular diseases in China [J]. Science bulletin, 2022, 67

（1）：17-20.

[29] HU H J, HUANG H, LI M H, et al. A wearable cardiac ultrasound imager [J]. Nature, 2023, 613（7945）：667-675.

[30] 王琦, 安明扬, 潘习龙, 等. 基于电子病历大数据的人工智能医疗质量与安全实时监控云平台研究 [J]. 医学信息学杂志, 2022, 43（6）：83-86.

[31] 李强, 亢力. 医学自然语言处理开放评测任务分析 [J]. 中国数字医学, 2022, 17（10）：43-48.

[32] 盛钦润, 魏宇梅, 沈一峰, 等. 人工智能在精神科电子病历中的应用及展望 [J]. 中国新药与临床杂志, 2022, 41（12）：705-712.

[33] PERLIS R H, IOSIFESCU D V, CASTRO V M, et al. Using electronic medical records to enable large-scale studies in psychiatry：treatment resistant depression as a model [J]. Psychological medicine, 2011（42）：41-50.

[34] 孔晓风, 李莹, 李昊旻, 等. 基于自然语言处理技术的消化科内窥镜检查报告的结构化 [J]. 中国医疗器械杂志, 2008, 32（5）：348-351.

[35] LIN W C, CHEN J S, CHIANG M F, et al. Applications of artificial intelligence to electronic health record data in ophthalmology [J]. Translational vision science & technology, 2020, 9（2）：13.

[36] 陈明扬, 蔡紫庭, 薛鹏, 等. 人工智能在肿瘤研究和临床中的应用 [J]. 基础医学与临床, 2022, 42（11）：1637-1643.

[37] 邰亦成, 蒋敬庭. PD-1/PD-L1抑制剂治疗乳腺癌：现状、问题与对策 [J]. 中国肿瘤生物治疗杂志, 2023, 30（2）：99-107.

[38] YEUNG S, RINALDO F, JOPLING J, et al. A computer vision system for deep learning-based detection of patient mobilization activities in the ICU [J]. npj digital medicine, 2019（2）：11.

[39] LI X, XU X, XIE F, et al. A time-phased machine learning model for real-time prediction of sepsis in critical care [J]. Critical care medicine, 2020, 48（10）：e884-e888.

[40] 黄欢, 赵钢. 人工智能及其在医学领域及神经科学中的应用 [J]. 华西医学, 2018, 33（6）：639-643.

[41] HE T, AN L J, CHEN P S, et al. Meta-matching as a simple framework to translate phenotypic predictive models from big to small

data［J］. Nature neuroscience，2022，25（6）：795-804.

［42］蒋璐伊，王贤吉，金春林. 人工智能在医疗领域的应用和准入
［J］. 中国卫生政策研究，2018，11（11）：78-82.

［43］黄智生，王海渊，胡青，等. 欧盟医疗人工智能研究和应用现状
［M］//张旭东. 人工智能蓝皮书：中国医疗人工智能发展报告
（2020）. 北京：社会科学文献出版社，2020：73-97.